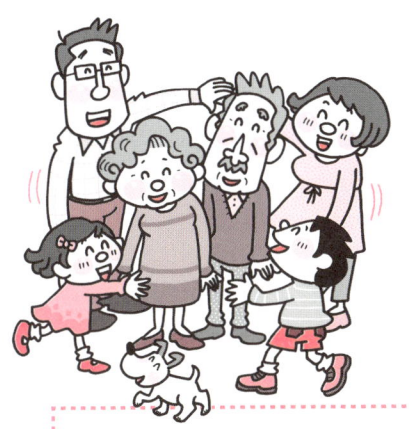

認知症予防と上手な介護のポイント

くまちゃん先生の

「認知症3段階ケア」でみんなハッピーに!

熊谷賴佳

医療法人社団京浜会 理事長、京浜病院 院長
一般社団法人蒲田医師会 副会長

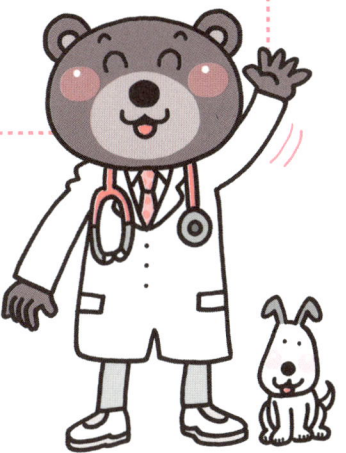

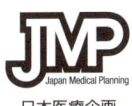

日本医療企画

はじめに

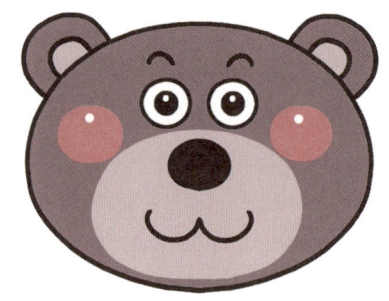

くまちゃん先生からの メッセージ

　私は長年、脳卒中をはじめ、多くの脳の病気の後遺症の治療に従事してきました。そして、重症の脳卒中後遺症で植物状態になった人も、意識の戻らないまま寝たきり状態になった人も、パーキンソン病（脳からの運動指令がうまく伝わらず、スムーズに動けなくなる病気）の終末期も、認知症の終末期も、最期はみな同じように身体を硬くさせて動かなくなり、しゃべらなくなる――という現実を目の当たりにしてきました。要は、一瞬にして寝たきりになるか、何年もかけて寝たきりになるか、の違いだけです。脳卒中だと一瞬にして脳に障害が起き、認知症だとゆっくりと脳が壊れていくわけです。

　私が院長を務める京浜病院（東京都大田区）はかつて外科系救急病院でしたが、現在は介護療養型病院（医療と介護の両方を必要とする高齢者が長期間入院できる病院）となり、入院患者の大半を認知症患者が占めています。そこで気づいたことは、認知症患者を介護するうえで最も困難なのは、認知症になると必ず出現する記憶障害（もの忘れ）ではなく、すべての患者に出現するとは限らない周辺症状（BPSD：認知症の行動・心理症状、16ページコラム参照）による行動障害（怒りっぽくなる、自分を被害者だと思い込む、など）によるものだということです。周辺症状（BPSD）さえよくなれば、たとえ記憶障害が明らかでも、介護はずっと楽になるでしょう。

　では、どうやったら周辺症状（BPSD）を改善することができるのでしょうか――。

京浜病院に勤めてからの20年間、恩師である東京大学脳神経外科名誉教授・元東京女子医科大学学長の髙倉公朋先生や、慶応義塾大学精神神経科教室の認知症専門医の方々とともに認知症診療に従事してきたおかげで、膨大な数の認知症症例を経験することができました。

　そのうち、あることに気づきました。「認知症の周辺症状（BPSD）は、大きく3つの典型的なパターン（段階）に分類できる」ということです。3つの段階に応じた治療法や介護法を提供するようにすれば、周辺症状（BPSD）は早期に改善できます。私はこの方法を「認知症3段階ケア」と名づけ、当院で実践することによって、認知症患者の周辺症状（BPSD）を短期間で改善することに成功しました。

　さらに最近、比較的初期の認知症に対応する外来も開設し、効果を上げています。

　私が副会長を務める蒲田医師会などでは、大田区認知症連携パスをつくり、認知症を専門としないかかりつけ医を受診した患者に対して、より専門性の高い医師が認知症診断治療をサポートするシステムを構築しました（61ページコラム参照）。この連携により、かかりつけ医では手に負えない難しい症例を当院の外来に紹介していただき、治療して周辺症状（BPSD）が改善したら、元のかかりつけ医に戻すことができるようになりました。

　介護に悩んでいる方、自分も認知症になるのではないかと不安を感じている方など多くのみなさまに、「認知症の周辺症状（BPSD）は改善できる」「早い段階での適切なケアにより、介護をする人もされる人もよい状態を保つことができる」という事実を知っていただき、日々の介護や認知症予防のお役に立てればと思い、本書を著しました。参考にしていただければ幸いです。

　なお、本書の内容は「アルツハイマー型認知症周辺症状の標準的治療法の確立と、同症状改善を目的にした介護方法の開発」の研究課題で、第2回三越厚生事業団研究援助課題（平成20年度）に選ばれ研究援助金をいただきました。お世話になった方々には、厚くお礼申し上げます。

医療法人社団京浜会 理事長、京浜病院 院長
一般社団法人蒲田医師会 副会長

熊谷 賴佳

CONTENTS

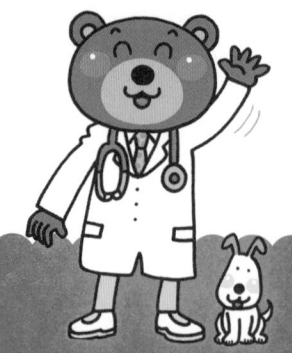

はじめに ── くまちゃん先生からのメッセージ …… 2

第1章 認知症の基礎知識 …… 8

1 認知症って、どんな病気？ …… 10
2 認知症になると、どうなるの？ …… 13
　　［コラム］なぜ、「周辺症状」と呼ぶの？ …… 15
　　［コラム］認知症の周辺症状（BPSD）…… 16
3 認知症の経過 …… 18
　　［コラム］新しい認知症診断基準 …… 19
4 症状の変化① 軽度認知症（MCI）…… 22
　　［コラム］認知症と不安神経症の違い …… 23
　　［コラム］認知症と間違いやすいうつ病 …… 23
5 症状の変化② 臨床的発症後の認知症 …… 28
　　［コラム］自分でできるカンタンテストで記憶障害チェック …… 29

第2章 あなたは本当に大丈夫？ ── 認知症予防のために …… 30

1 脳の機能低下が認知症のはじまり …… 32
2 認知症予防のヒント …… 36
　　［コラム］アルツハイマー型認知症の7つの危険因子 …… 37

第3章 認知症はこわくない?! 早期発見&早期治療の重要性 …… 38

1 「まさか、認知症？」と不安になったらやるべきこと …… 40
　[コラム] 認知症治療を考える際に必要な予備知識 …… 41
　[コラム] 成年後見人制度の活用 …… 42

2 早期治療のための薬物療法のヒント …… 43
　[コラム] "認知症の芽"を発見するために …… 45

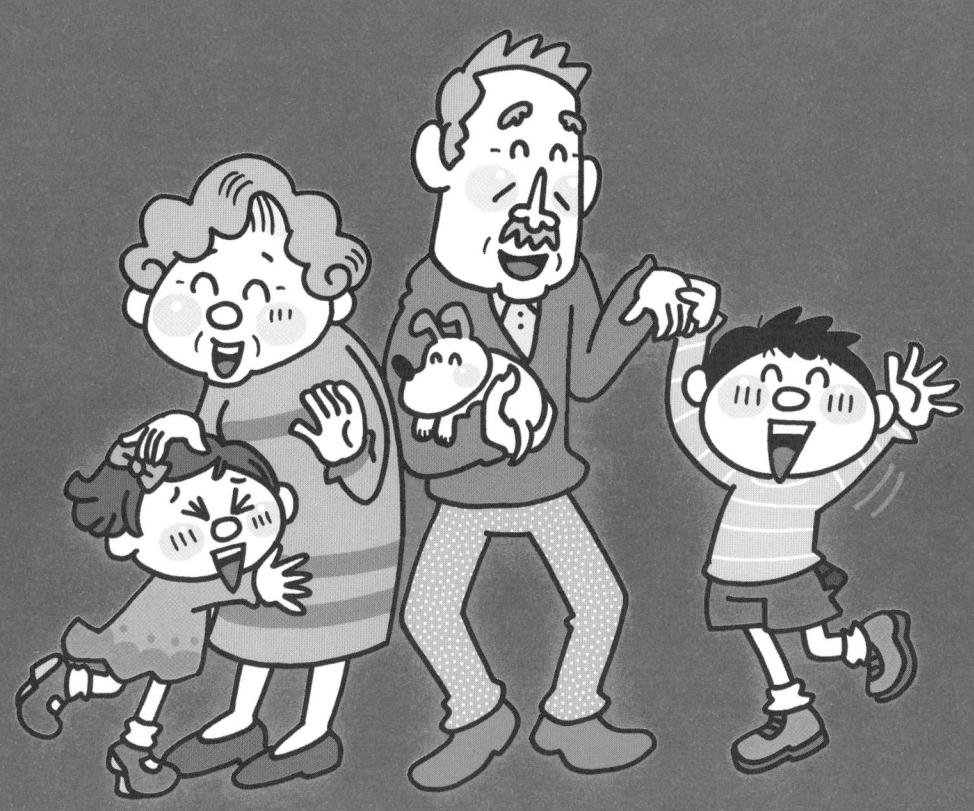

CONTENTS

第4章　認知症の早期発見につながる5人の潜伏期エピソード……46

エピソード1　兄弟げんかによるトラブル、実は……　……48
エピソード2　友だち思いの会社経営者、実は……　……50
エピソード3　システムエンジニアなのにパソコンが苦手、実は……　……52
エピソード4　無責任で困った人、実は……　……54
エピソード5　家族から孤立しゴミ屋敷に、実は……　……56
［コラム］五感を使って認知症を早期発見する方法　……58
［コラム］認知症診断・治療における地域連携の流れ
　　　　　（東京都大田区の場合）……61

第5章　認知症3段階ケアで、介護者も高齢者も、みんなハッピーに！……62

くまちゃん先生の認知症3段階ケア……64
　［コラム］薬物療法のやめどきの判断　……65
　［コラム］家族の間違った対応　……66
1　混乱期……67
2　依存期……70
3　昼夢期……72

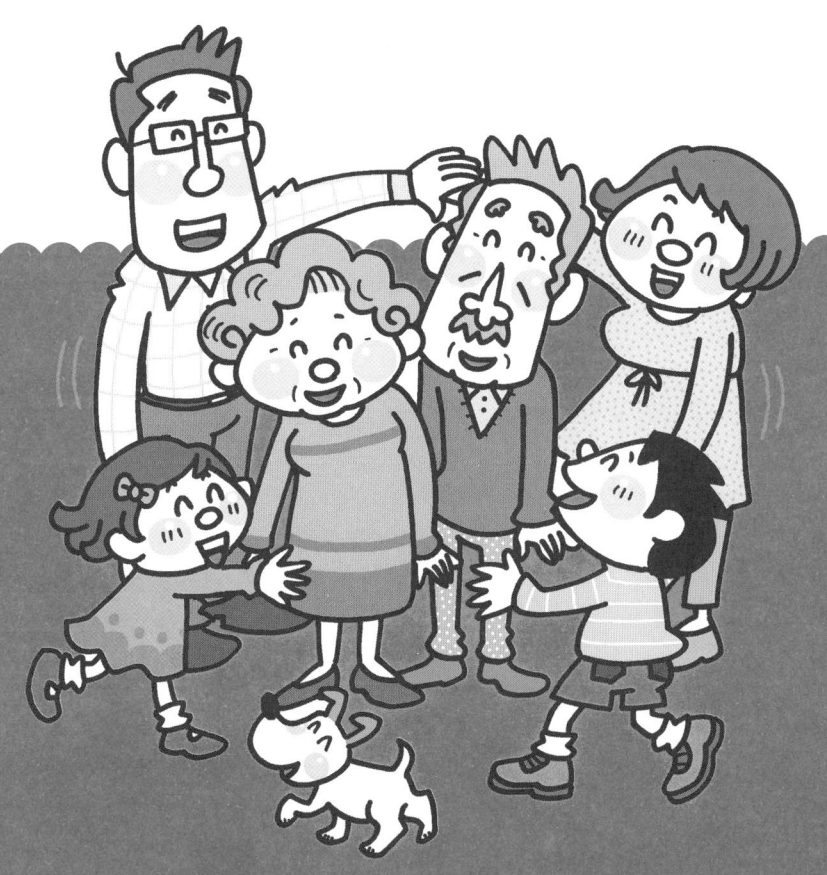

第6章 アルツハイマー病以外の認知症 …… 74

1 レビー小体型認知症 …… 76
　［コラム］レビー小体型認知症の治療薬 …… 76

2 前頭側頭型認知症 …… 78

3 脳血管型認知症 …… 79

4 若年性アルツハイマー病 …… 79

5 良性の認知症 …… 80

資料　認知症疾患医療センター一覧 …… 81

装丁・本文デザイン：櫻井 ミチ
イラスト：どい まき
イラスト（第5章）：株式会社コスモ・パワー

第1章
認知症の基礎知識

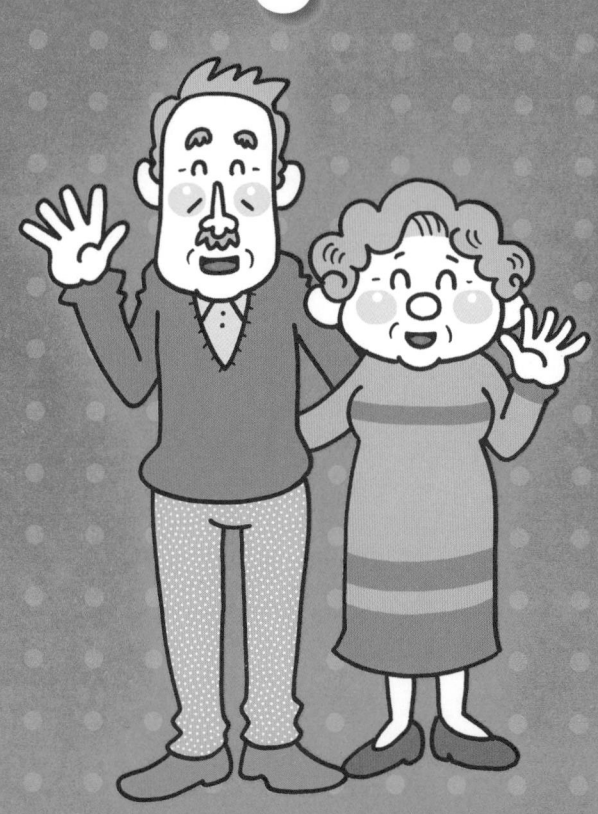

「認知」とは何でしょうか？
認知力とは、Aというものがたくさんの何かにまぎれていても、
Aを識別して見つけ出し、それがAであると判断できる能力をいいます。
私たちは現実の世界に存在するものを認知する時、
目に見えるものが何であるかを覚え、別の空間で同じものを見た時、
それが過去に見たものと同じであると認識します。
過去にリンゴを見たことのない人は、
初めてリンゴを見てもナシやミカンと区別がつきません。
しかしわれわれは、過去に多くの形、大きさ、色のリンゴを見て
その形状を記憶しています。ですから、ふじのような大型リンゴを見ても、
盆栽のミニリンゴを見ても、みな同じものだと認識できるのです。
なぜそんなことができるかといえば、
過去に見たたくさんの映像記憶を脳の中に貯蔵し、
今見ているリンゴと整合させて、同じものだと判断するからです。
言葉も同じです。その言葉が何を意味するか、
どのように使うかを記憶しているので、相手の話すことを理解でき、
自分から話すこともできます。もし過去に覚えた言葉の意味を忘れれば、
外国語を聞いた時のように相手の話の意味がサッパリわからず、
話したくても言葉が見つかりません。そのため、
認知症が進むと自然に会話が少なくなり、言葉数が減っていくのです。
認知症は何十年もかけて発病する経過の長い病気です。昔は今よりも早死でしたから、多くの人はアルツハイマー型認知症にかかっても、発病する前に死んでいたのでしょう。しかし今はみな長生きですから、**80歳をすぎれば4人に1人、90歳をすぎれば2人に1人、100歳をすぎれば10人のうち9人までが認知症になる**といわれています。
健康的に長生きしないといけませんね！

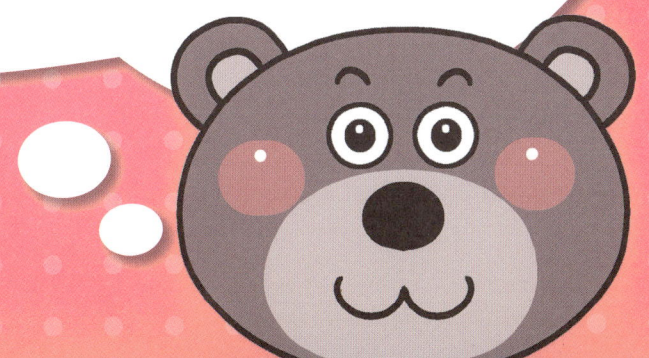

1 認知症って、どんな病気？

認知症とは？

老人性痴呆を認知症と呼ぶようになったのは、2005（平成17）年からです。それまで一般に使われていた「痴呆」という言葉には侮蔑性がある、というのが変更の理由でした。しかし認知症というと、厳密には"認知という症状を呈する病気"という意味になってしまいます。もちろん、認知することは病気でも異常でもありませんから、正しくは「認知障害症」と呼ぶべきでしょう。認知障害を引き起こす一連の疾病群が、認知障害症なのです（以降は通常の「認知症」という言葉を使います）。

認知障害の中核症状（中心となる症状）は、記憶障害（もの忘れ）、見当識障害、失語、失認、失行、実行機能障害などです（15ページコラム参照）。難しい専門用語ですが、要は過去に覚えた記憶を忘れることによる障害です。それは、体験であったり、社会の約束事であったり、言葉であったり、動作であったり、訓練で習得した技術であったりします。認知症とは、それらを忘れることにより、日常生活に支障をきたす病気です。

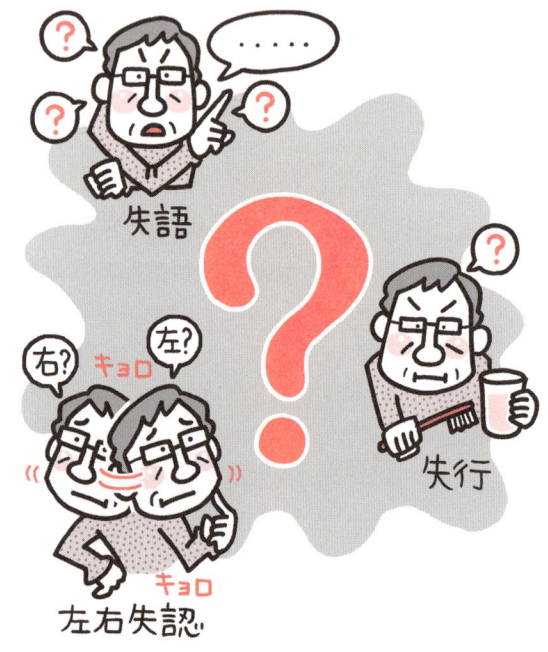

言葉を忘れることを失語といい、あるものがどんなものかを忘れることを失認といい、歯ブラシの使い方などを忘れることを失行といいます。左右がわからなくなれば左右失認、社会に出てから覚えた約束事を忘れることを見当識障害、練習によって身体が覚えた技術を忘れて下手になることを実行機能障害といいます。

認知障害を引き起こす主な疾患は、精神神経疾患、中枢神経変性疾患、脳血管障害、脳腫瘍、正常

圧水頭症、頭部外傷、無酸素脳症、神経感染症、内分泌機能障害、栄養欠乏症、中毒症、脱髄性疾患、臓器不全、自己免疫疾患、蓄積症など、数え上げたらきりがないほど多岐にわたっています。つまり、ありとあらゆる原因で認知障害は起こり得るということです。

　ほかの病気が原因で認知障害が起きることは、日常的によく見られます。例えばインフルエンザで高熱がある場合、頭がもうろうとして記憶が定かではなくなり、判断力も低下し、あたかも認知症のように見えることがありますが、インフルエンザから回復すればその症状はなくなります。

　認知症とは、先天性の障害がなく、ごく普通の成長を遂げて正常な知能を獲得したあと、徐々に認知障害が始まり、それが何年にもわたって続き（かつ進行し）、認知障害以外の症状が乏しい場合を指します。はっきりした原因疾患が見つからない時、「認知症では？」と疑うわけです。

　認知症には、アルツハイマー病（アルツハイマー型認知症）、レビー小体型認知症、前頭側頭葉変性症（前頭側頭型認知症など）、脳血管性認知症、進行性核上性麻痺、皮質基底核変性症、嗜銀顆粒性認知症、神経原線維変化型老年期認知症、石灰化を伴うびまん性神経原線維変化病、ハンチントン病などがあります。

　本書では、最も代表的なアルツハイマー型認知症を中心にお話しします。

認知症のメカニズム

　脳はその役割が部位ごとに決められています。記憶を担当するのは側頭葉海馬回周辺といわれています。この部位が障害されれば、結果として認知機能が低下してもおかしくないわけです。人間の脳は複雑に絡み合って機能していますから、話はそう単純ではないのですが、ここではわかりやすく「認知機能＝側頭葉海馬回」と割り切って話を進めます。とりあえず側頭葉海馬回の神経細胞が機能しなくなることが認知障害の原因であるとしておきましょう（12ページ図表1参照）。

　ではなぜ、ここの神経細胞が機能しなくなるのでしょうか？　原因はわかっていませんが、最も有力な説は「アミロイド仮説」です。アミロイドβタンパク質が神経細胞に沈着し、これが原因で神経細胞のタウ蛋白が異常リン酸化して不溶性タンパク質となり蓄積するタウオパチーという病態が起きるために、神経細胞は機能を失うといわれています。機能しなくなった神経細胞は、やがて萎縮し死滅します。そうなると、脳萎縮と

いう結果で目に見えるようになり、脳CT（コンピュータ断層撮影法の略称）や脳MRI（磁気共鳴イメージングの略称）によって観察することができます（図表2参照）。

図表1　脳と海馬回（側頭葉の大部分を切り取り、内部の海馬回を示しています）

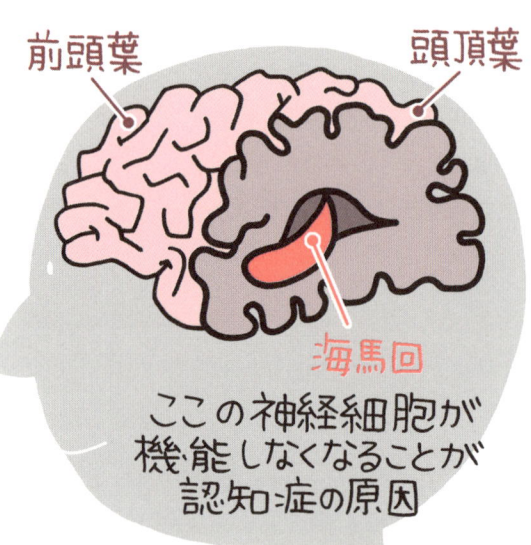

図表2　脳の萎縮（正常な人と認知症患者の違い）

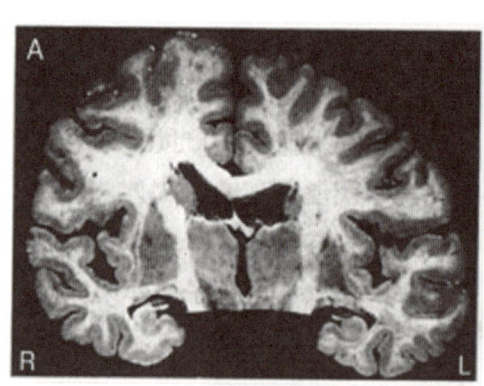

正常な人

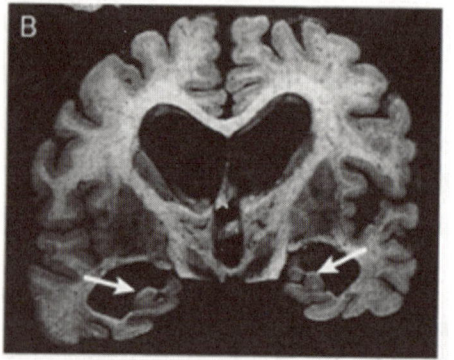

アルツハイマー型認知症患者

脳の前額断写真。
アルツハイマー型認知症患者の脳（右）は、びまん性萎縮、脳室拡大を示す。
特に、側頭葉内側部の海馬回領域の萎縮が目立つ（下矢印部分）。

2 認知症になると、どうなるの？

認知症発症の兆し——Aさんの場合

　認知症になると、どのような経過をたどるのでしょうか？　Aさんを例に見てみましょう。

　Aさんは今まで大きな病気をすることもなく健康でした。性格は几帳面で真面目です。どちらといえば、思いつめたり、根をつめてしまうタイプです。

　Aさんに最初の異変が現れたのは20年以上も前のことです。友だちのBさんと約束した場所に現れず、すっぽかしたことがありました。Bさんは、きっと何か重要な仕事でも入ったのだろうと気にしませんでしたが、Aさんが詫びることはありませんでした。

　さらに10年がたった同窓会の席で、BさんはAさんが約束をすっぽかしたのにごめんの一言もなかったと指摘したところ、Aさんは絶対にそんなことはしていない、と言い出しました。Bさんはそれ以上話しませんでしたが、「何か変だな」と感じました。

　さらに5年後、Bさんの所にAさんから電話が入りました。「妻が浮気しているので離婚したい」というのです。Aさんの奥さんのこともよく知っているBさんとしては、にわかには信じがたい話でしたが、相談に乗ることにしました。しかしAさんと会って話をしてみると、どうも情報の根拠が乏しく、Aさんの思い込みが強いのです。「もっとよく確かめてからにしては？」とBさんが提案すると、Aさんは血相を変えて怒り出しました。「もういい、君とは絶交だ！」と言い放ったのです。その時、Bさんの頭にアルツハイマーの文字がよぎりました。

　こうしてAさんとBさんは音信不通になってしまいましたが、5年たったある日、突然Aさんの奥さんから電話がありました。主人の様子がおかしいので見にきてほしいというのです。久しぶりにBさんがAさんを訪ねると、びっくりしました。かつてスポーツマンで精悍（せいかん）な顔つきをしていたAさんの顔が様変わりしていたからです。寝グセがついた白髪頭で、目元がややむくみ、食べこぼしのついたシャツを着て服装もだらしなく、ズボンの前におしっこがついた跡があり、口からよだれが垂れていました。さらにAさんは、Bさんの顔を見ても誰だかわからない様子でした。

認知症の特徴的症状

　アルツハイマー型認知症の場合、記憶障害（もの忘れ）が明らかになる前に、周辺症状（BPSD：認知症の行動・心理症状）が現れることがよくあります。あとから振り返ると、記憶障害（もの忘れ）が出る何年も前から周辺症状（BPSD）が現れていたのに見落としていた、ということが多いようです。

　20年くらい前から、大切な約束を忘れたなどのポカをやらかしていたというエピソードがよく聞かれます（48～57ページ参照）。ほかに、みんなで出かけた家族旅行の大切な思い出が、すっぽりと抜け落ちている、などの例もあります。実際に記憶障害（もの忘れ）などが起きるより10～20年前のこの時期を、認知症の「潜伏期」と考えます。

　周辺症状（BPSD）の中で最も早く見られるのは、被害妄想です。患者は何らかの思い込みや勘違いから、被害者になりきって文句をいいます。しかも加害者を、最も近くにいる家族だと思い込むことが多いのです。実際は自分がしまい忘れたのに、誰かに盗られたと思い込む「もの盗られ妄想」は、認知症の初期に頻繁に見られる症状の1つです。この頃から、周囲の人も、患者が短気になり怒りやすくなったと感じるようになります。やがて、誰の目にも明らかな記憶障害に伴う行動障害が起きてきます。財布を盗られたと警察に被害届を出しに行ったり、近所の人に嫁の悪口をいいふらしたりします。こうなると、周囲の人も「もしかして認知症？」と疑い始めるのです。

　さらに治療せずに症状が進行すると、「夕暮れ症候群（黄昏症候群）」と呼ばれる症状が現れることがあります。夕方になると目つき顔つきが変わり、どことなくよそよそしくなって落ち着きがなくなるのです。ふらりと外出して帰宅できなくなり、警察から問い合わせの電話が入る、などのトラブルも起こります。

　さらに進行すると、夢遊病者のように徘徊することもあります。多くは夜中に見られますが、この症状の背景には夜間不眠と昼夜逆転があるようです。

　このような脳の興奮状態をいつまでも治療せずに放置しておくと、やがて自然におとなしくなります。しかしこれは症状が改善したわけではなく、精神神経が疲れきり、脳が疲弊してしまっているだけです。不活発になり、しゃべらなくなり、動かなくなり、やがては寝たきりになってしまいます。

　このように、最期は脳卒中後と同じ植物人間のような状態になりますが、胃ろう（腹部に小さな穴を開けて、外部から胃の中に直接流動食を注入する方法）造設などをすれば、生き長らえることも可能です。脳はすっかり疲弊しきっているのに、身体はまだ

まだ余力を残しているからです。しかし、このような最期は望ましくありません。周辺症状（BPSD）の改善をあきらめたり放置したりせず、正しく治療して脳を鎮静化させ、穏やかな状態で余生を楽しくすごしてもらうべきです。そうすれば、終末期には脳も身体も同時に使いきった状態になるので、意識がなくなってからほどなく、安らかに旅立つことができるでしょう。

なぜ、「周辺症状」と呼ぶの？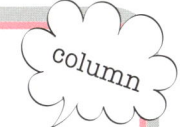

もの忘れに代表される記憶障害、常識や社会との取り決めを忘れる見当識障害、言葉が出なくなる失語、何であるかがわからなくなる失認、ものの使い方などがわからなくなる失行は、認知症になれば遅かれ早かれ必ず出現する症状です。これらを認知症の「中核症状」と呼びます。

これに対して、せん妄・幻覚・妄想・睡眠障害・多弁・多動・依存・異食・過食・徘徊・介護への抵抗・心気・抑うつ・不安・焦燥・不潔行動・仮性作業・暴言・暴力などのBPSD（認知症の行動・心理症状）は、認知症の人に必ず出現するものではありません。強く出現する人、まったく現れない人など、個人差が大きくなります。

そこで認知症患者に必ず出現する症状を「中核症状」と呼び、それを中心に周りに点在する症状群をイメージして「周辺症状」と呼ぶようになりました。

図表3　認知症の中核症状と周辺症状

周辺症状（BPSD）：出現するかどうかは、個人差が大きい

せん妄・幻覚・妄想・睡眠障害・多弁・多動
介護への抵抗・依存
不潔行為・仮性作業
焦燥・暴言・暴力
異食・過食・徘徊・心気・不安・抑うつ

中核症状：認知症になると必ず出現する
記憶障害　見当識障害
失語　失認　失行

認知症の周辺症状（BPSD）

　図表3（15ページ）に示した通り、周辺症状（BPSD）にはさまざまなものがあります。本人の性格、環境、人間関係などの要因が絡み合って、抑うつ状態、妄想のような精神症状や、日常生活を困難にする行動上の問題が起こります。主な周辺症状（BPSD）について、その背景にある心理状態なども含めて解説します。

せん妄 …… 意識障害の1つで、半分覚醒して半分眠っている夢遊病のような状態です。前日までの睡眠障害が原因となって、身体は起きているのに、脳は半分眠りかけているような感じです。夕方になると目つきが鋭くなり、瞼（まぶた）が垂れ下がってきて、何かに取りつかれたように焦り始めるなどのケースがあります（夕暮れ症候群[黄昏（たそがれ）症候群]）。この状態でどこかに行こうとすると、徘徊（はいかい）になります。

幻覚 ……… 何か見えないはずのものが見えています。恐ろしいものが見えることが多いのですが、レビー小体型認知症では、子どもや小動物が見えることが多く、必ずしも怖くはないようです。

妄想 ……… 現実ではあり得ないことを事実と信じ込んでしまいます。最も頻度が高いのは被害妄想です。「お金を盗まれた」「ものを盗られた」などと、身近な人を犯人だと疑ってしまうことがあります。

睡眠障害 … 昼間十分に眠っているために、夜になっても眠くならない不眠と、昼間寝ないのに夜も眠れない不眠があります。前者は夜寝静まってくるとさみしくなり、壁をたたいたり、ベッドをゆすったり、大声を出したりして音を立てます。誰かが「何をやっているんですか？」と聞いてくれるのを待っています。後者はレビー小体型認知症でよく見られ、昼間寝ていないのに夜も眠れません。脳の生体時計が狂っているからです。

多弁 ……… 興奮して、とめどなくしゃべり続けます。また意味なく大声を出します。

多動 ……… 落ち着きを失って、じっとしていることができません。いつも身体をねじったりしています。

依存 ……… すぐ見える所に人がいないとさみしくて、声を出して呼びます。少しでも離れようとすると、服をつかんだり、手を握って離しません。甘えの状態です。

異食 ……… 赤ちゃんと同じで、手にしたものはとりあえず口に入れようとします。

過食 ……… 満腹感を感じることができずに、いつまでも食べ続けます。ゲップをしたり吐いたりしても、まだ食べ続けます。

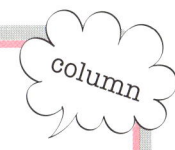

徘徊	せん妄がある時に起きやすく、何かやり残したことがあるとか、どこかに行かなければならないと思い込んで、たとえ夜中でも歩き回ります。会社に行かなければならない、買いものに出かけなければならない、子どもを探しに行くなど、徘徊にはその人なりの理由があります。
介護への抵抗	自分の嫌なことをされると思い、抵抗します。例えばおむつ交換のために下半身をさらけ出すのは恥ずかしい、入浴のために裸にされたら寒い、などです。介護する側の気持ちが、患者にうまく伝わっていないのが原因です。
心気	いわゆるノイローゼ状態です。アルツハイマー型認知症のごくごく初期には、本人も異変を自覚しています。何かおかしいと感じて、何とかしようとジタバタします。さまざまな病院を受診したり、医師に長々と不安を訴えます。
抑うつ	テンションが下がって声が小さくなり、伏し目がちで暗い表情になります。閉じこもりがちになり、外出を嫌います。
不安	文字通り、心配で心配でたまりません。他人がその理由を聞くと、「そんなこと？」と思うような些細なことが原因です。合理的な理由もなく、不安に駆られているのです。
焦燥	何かに取りつかれたように焦ります。すぐ何かしなければいけないと思いつつも、何をすべきかわからない状態です。
不潔行動	例えば、尿便失禁があり、おむつの中に便が溜まっていると、気持ち悪いのでさわってみます。手に何かつきました。「何だろう？　とりあえず壁に塗ってみよう」――これが便コネです。
仮性作業	例えば、昔から裁縫が好きで、無意識に手が縫いものをする動作をしてしまいます。何か見えます。つまんでみましょう。取れません。また、つまもうとします。こんな動作の繰り返しです。
暴言・暴力	嫌なことや意に沿わないことをされると、突然怒り出します。大声を出して罵声を浴びせたり、殴りかかったりします。悪意はありません。怒ることでしか自分の意思を表現できないのです。
連続動作（意味のない常同行為）	アルツハイマー病にはまれですが、前頭側頭型認知症によく見られます。「先生、先生、先生、先生、先生……」とこだまのように同じ言葉を繰り返したり、何かを右から左へ移し、また左から右へ戻すなど、同じ行為を繰り返します。

3 認知症の経過

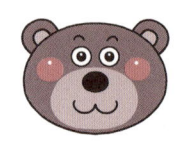

　大まかにいえば、認知症の症状はすべて記憶障害（もの忘れ）によってもたらされます。最近の出来事を忘れることから始まり、だんだんと過去にさかのぼって記憶を失っていきます。アルツハイマー型認知症は、潜伏期（誰もが認知症と気づく時期よりも20年以上前で、特殊な検査を受けないと見つけられない時期）、軽度認知症（MCI、誰もが認知症と気づく時期よりも10年以上前で、専門医でないと見つけられない時期）、臨床的発症（誰もが認知症と気づく時期）後の認知症初期、中期、後期、末期という経過を経て、ゆっくりと進行します。

潜伏期 … 誰もが認知症と気づく時期よりも20年以上前で、特殊な検査を受けないと見つからない時期

　最初に、超短期記憶障害が現れます。今やっていた（やろうとしていた）ことの途中で別のことを話しかけられると、その前に何をやっていたのか（やろうとしていたのか）、忘れてしまいます。この時期は臨床的発症（誰もが認知症と気づく時期）の20年以上前から始まっていますが、まだ認知症になるとは限りません。

軽度認知症（MCI） … 誰もが認知症と気づく時期よりも10年以上前で、専門医が精密な認知機能検査を実施しないと見つけられない時期

　やがて、短期記憶障害として、ものの名前が出てこない、人の名前が思い出せないなど、言葉に関するもの忘れが現れます。この時期は臨床的発症（誰もが認知症と気づく時期）の10〜20年前から始まりますが、程度が軽ければ、本人や周囲は歳のせいだと深く考えません。しかし、2011年の診断基準改定（19ページコラム参照）により、この時期はすでに認知症が始まっていると診断されるようになりました。

臨床的発症 … 誰もが認知症と気づく時期

　客観的に記憶障害（もの忘れ）、失語（言葉が出ない）、失認（何であるかがわからない）、失行（今まで慣れていた動作の手順がわからない）が認められ、明らかに認知機能障害

があると診断される時期を指します。

初期（または前期）
もの忘れや勘違いにより、周囲との摩擦が生じてきます。このように「最近、もの忘れがひどいのでは？」と周囲が感じ始める時期まで進むと、臨床的発症初期（または前期）と診断されます。ここまで病気が進むと、患者本人には病気の自覚がなくなります。おそらく、正常だった頃の記憶が薄れていくせいでしょう。

中期
やがて中長期記憶障害が現れます。経験や訓練によって覚え獲得した中長期記憶を忘れていくために、家族構成や人間関係を間違って理解するようになります。身体的活動が低下し、意欲がなくなり、さまざまなことに無関心になります。臨床的発症中期と診断されます。

後期
さらに進めば長期記憶障害が始まります。意欲低下、無関心がさらに悪化し、放っておくと終日寝たきりになってしまいます。転倒や尿便失禁が増えます。臨床的発症後期と診断されます。

末期
さらに進行すると、あとから覚えた記憶の大半を失い、幼児期の運動能力くらいしかなくなります。例えばブラシを渡されても、それを何に使うのかわからず、口に入れようとします。このような行動障害を、失行（動作の手順がわからなくなる）といいます。この時期を臨床的発症末期といいます。

新しい認知症診断基準　column

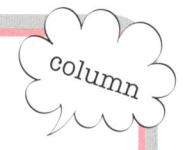

2011年にアメリカ認知症学会が、新しい認知症診断基準を発表しました。主な変更点は次の通りです。

- 記憶障害を含む認知機能障害がゆっくりと進行していること。
- それに伴って日常生活動作に支障をきたしていること。
- 認知症以外の原因となる疾病を除外できること。
- バイオマーカー等に有力な検査所見が見られること。　など

これにより、認知障害に伴い日常生活動作に支障をきたすなら、必ずしも記憶障害（もの忘れ）が見られなくても認知症と診断されることになりました。つまり、記憶障害は認知症診断の必須項目ではなくなったのです。この診断基準によれば、従来のようにもの忘れが明らかになってからアルツハイマー型認知症と診断するよりも、はるか以前の段階で同病と診断することが可能になります。

図表4 アルツハイマー型認知症の自然経過

状態	潜伏期	軽度認知症（MCI）
期間	臨床的発症の20年以上前から10年以上続く	臨床的発症の10年以上前から10年以上続く
特徴	誰もが認知症と気づく時期よりも20年以上前で、特殊な検査を受けないと見つからない時期	誰もが認知症と気づく時期よりも10年以上前で、専門医が精密な認知機能検査を実施しないと見つけられない時期
中核症状	特になし	もの忘れが目立つ
周辺症状（BPSD）	●性格変化が見られるようになる ●人間関係に摩擦が生じる ●非常識な言動・行動が目立ち始める	●頑固になる ●1つのことに固執する ●興奮したり、怒りっぽくなる ●気が短くなる ●集中力がなく、飽きっぽくなる
認知症3段階	―	―
身体症状	正常	正常
脳CT	正常	はっきりした萎縮はない または、あっても軽度
改訂長谷川式簡易知能評価スケール（30点満点）	正常（30〜26点）	25〜20点

第1章　認知症の基礎知識

> 認知症は、ゆっくりゆっくり進行する病気です。認知症3段階の分類については、第5章（62ページ〜）で詳しく解説します。

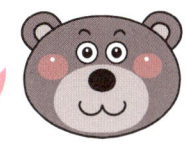

第1章　認知症の基礎知識

臨床的発症			
初期（または前期）2〜3年間	中期 2〜3年間	後期	末期
			潜伏期から臨床的発症末期まで、20年以上続く場合も……
	誰もが認知症と気づく時期		
●仕事の準備計画が困難 ●金銭管理が困難 ●暗算ができない ●電話番号が覚えられない	●季節やTPOに合った服装を選べない ●整理整頓ができない（ゴミ集め、ゴミ屋敷）	●生活動作に全介助を要する（着衣、入浴、排泄など） ●発語が少ない ●尿便失禁	●発語はほとんどない ●意志疎通が図れない
●被害妄想（財布を盗られたなど、事実でないことを主張する）	●昼夜逆転 ●夜間せん妄 ●うつ気分 ●暴言・暴力 ●介護への抵抗	少ない	少ない
混乱期	〜　依存期	〜	昼夢期
●道に迷う、家に帰れない ●目的地にたどり着けない（⇒歩ける） ●運動・活動能力は正常か、やや亢進 ●興奮気味	●やや不活発な状態 ●活動性低下（⇒歩行能力低下） ●失禁が見られる ●転倒しやすい	●ひきこもり ●歩行困難 ●笑えない ●寝たきり ●身体合併症の発症（誤嚥性肺炎など）	●植物状態 ●身体合併症の発症（誤嚥性肺炎、栄養失調、褥瘡など）
	海馬回萎縮、頭頂葉・側頭葉萎縮		
19点以下		10点以下	

4 症状の変化① 軽度認知症（MCI）

誰もが認知症と気づく時期よりも
10年以上前、専門医でないと見つけられない時期

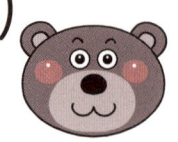

　軽度認知症（MCI：Mild Cognitive Impairment）とは、まだ記憶障害（もの忘れ）が目立たないため周囲は異常に気づかないことが多いものの、詳しい検査をしてみると実は認知症が始まっていた、という時期を指します。具体的には、もの忘れが目立ち始めるよりも10年以上前の時期です。従来は認知症前段階と呼ばれていましたが、2011年の診断基準改定（19ページコラム参照）により、この時期はすでに認知症が始まっていると判断されることになりました。

　記憶障害（もの忘れ）が目立たないといっても、すでに隠れた認知障害は始まっています。改訂長谷川式簡易知能評価スケール（年齢、今日の日付、場所等を質問し、簡単な計算や暗記力を試すテスト）では、30点中20点以上獲得できますが、本人は自分の異変を自覚しており、心配になって医療機関を受診して、何度も異変を訴えることがあります。しかしはっきりした症状がないため、診察した医師も正しい診断をすることができず、「気のせいでは？」と聞き流してしまいがちです。これに納得せず、複数の病院を受診し症状を訴えたとしても、この時期に正しく認知症と診断されることはきわめてまれです。たいていは病気として理解してもらえず、「甘えているだけ」と相手にしてもらえません。このため本人はますますストレスが募り、不安は拡大していきます。こうなると、本当に抑うつ症状になってしまうこともあります。この時期の症状は、抑うつ症状というより、どちらかといえば不安神経症に似た症状です。

　同時に、頑固になった、怒りやすくなった、気が短くなった、趣味が変わった、集中力がなくなり飽きっぽくなった、1つのことにいつまでも固執するようになった、などの周辺症状（BPSD）が見られるようになります。

　ちなみに、「認知症が心配だが、かかりつけ医の先生は取り合ってくれない」という時には、もの忘れ外来や認知症外来を標ぼうしている医療機関を訪ねましょう。また、神経内科、脳神経外科、精神神経科の医師であれば、詳しく診てくれると思います。

認知症と不安神経症の違い

　不安神経症とは、その不合理性や無意味さを頭では十分理解できているにもかかわらず、不安が解消されない病気です。例えば不潔なのが心配で、血を流すまで手を洗い続けるなど、やめたくてもやめられない状態になります。

　一方、認知症で不安がとまらないのは、不安に対する解決策を聞いたり教えられたりしても、すぐに忘れてまた不安になることを繰り返すから、という理由です。

認知症と間違いやすいうつ病

　抑うつ状態のような暗い症状を陰性症状、興奮や暴言・暴力といった症状を陽性症状と分類することがあります。アルツハイマー型認知症では、早期に陰性症状である抑うつ症状が見られることはまれです。たいていは陽性症状から始まります。記憶障害（もの忘れ）や周辺症状（BPSD）が目立ってくる中期になると、徐々に抑うつ症状が出てきます。ただし、レビー小体型認知症では、最初に出る症状が抑うつ症状であることも珍しくありません（76ページ参照）。

　抑うつ症状があると、やる気がなく、不活発で、食欲低下が見られ、何を質問してもすぐに「わからない」と答えます。このような状態は、一見認知症のように思えますが、本当にわからないのではありません。考えるのが面倒なので、投げやりに「わからない」と答えているだけです。本当にわからなくなってしまう認知症とは違います。

　また、正常な人でも、ストレスに対し、正しく対処できないと抑うつ状態に陥ることがあります。これを適応障害といいます。引っ越し、定年退職、伴侶との死別など、大きな悲しみやストレスを受けて、それをうまく受け入れることができない状態です。

　抑うつ状態のまま治療せず放置すると、その状態が解消せず、世の中の動きに無関心になり、意欲低下と無気力が続きます。次第に頭の働きが悪くなり、ついには本物の認知症へと進行してしまうこともあります。

軽度認知症（MCI）の主な症状

　軽度認知症（MCI）の時期は、単なる「歳のせい」ではすまされない異変が少しずつ現れてきます。一方で、異変に対する本人の自覚は薄れ始めます。周囲の人が変だと感じても、本人はあまりおかしくないと思っているのです。

❶ 性格の変化

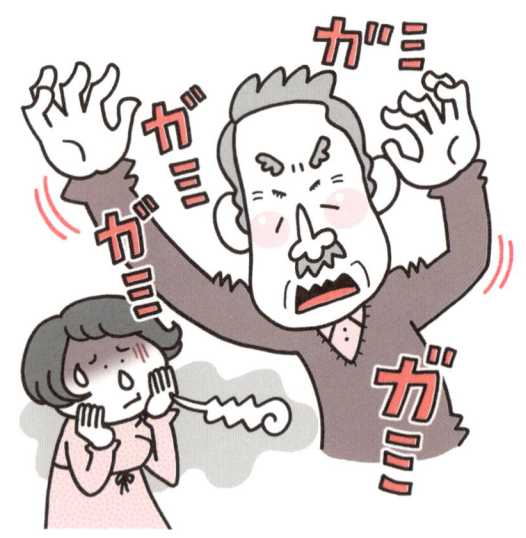

　性格の変化は、周囲の人が最初に気づく症状です。怒りっぽくなった、疑い深くなった、ひがみっぽくなった、頑固になった、固執するようになった、などです。昔は穏やかなおとなしい人だったのに、最近は大声でガミガミ文句をいうようになった、注意されれば素直に聞く人だったのに、いつまでも聞き入れずに怒っている、など「以前はそんな人ではなかったのに……」と感じることが増えてきます。

❷ 見た目の変化

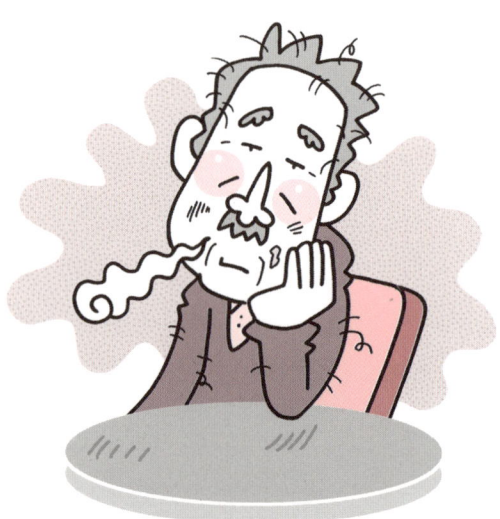

　顔つきに変化が見られます。目に鋭さがなくなり、何となくむくんだような精彩を欠いた顔つきになります。身だしなみも乱れてきます。いつも同じ服ばかり着て、汚れても気にしません。髪をとかさなくなったり、寝ぐせがついたまま外出したりします。「何となくだらしなくなった……」という印象です。

❸ 習慣の変化

今まで熱心だった趣味に興味を示さなくなります。あれほど好きだった盆栽の手入れをしなくなったり、いつもきれいにしていた庭に落ち葉やゴミが落ちていたり、毎週楽しみにしていたテレビドラマを観なくなったりします。本や新聞も読まなくなり、机の上には読んだ形跡のない本や書類が山積みされます。

なぜか入浴を嫌がる人も多いようです。毎日の入浴が1日おきになり、2〜3日おきになり、やがて何日も入らなくなります。

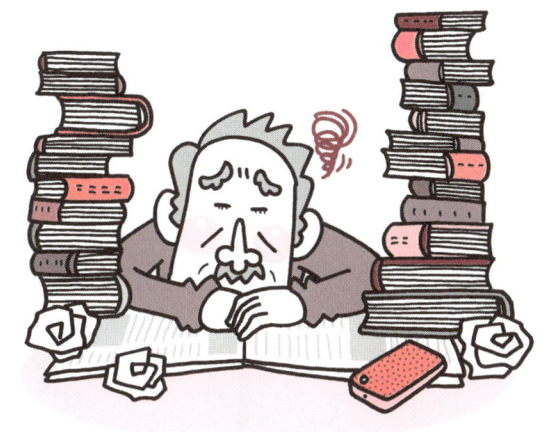

部屋の片付けができなくなり、いつも散らかしたままです。何でも自分のそばに置きたがるようになります。整理整頓ができず、あらゆるものをとっておきます。家の中は、いらないものでいっぱいです。

❹ 身体能力の低下

最初に現れる症状として、字が汚くなります。年賀状や季節のあいさつ状の字が震えていたり、曲がっていたり、間違っていたりします。あんなに達筆だったのに病気かな？　と心配して本人に会ってみると、意外にも元気いっぱいなのです。

話が回りくどくなります。「えーと、それから……」といって、なかなか本題に入りません。さらに、言葉が思い出せず「あの、例の」を連発します。

よく転び、ケガをするようになります。あちこちに、ぶつけ傷が見られます。

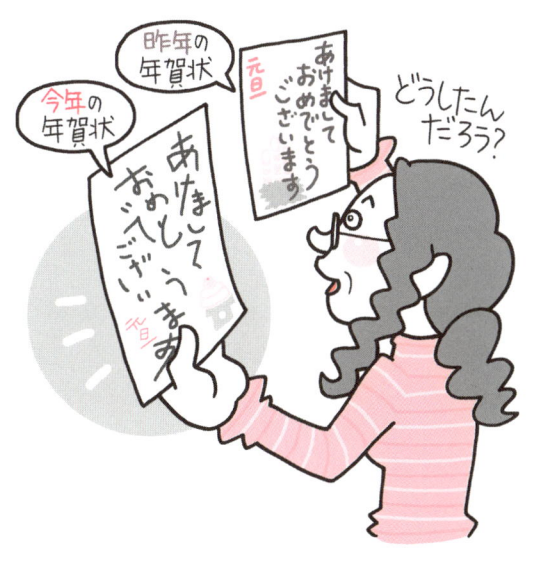

❺ 精神状態の変化

疑い深くなり、誰かを犯人に仕立て上げて、そうだと思い込むようになります。今まで好きだった人が、突然犯人に思えてきます。軽い被害妄想の症状が現れているからです。

それでいて、いつも誰かに手助けを求めます。誰かにそばにいてもらえないと、不安で仕方ないからです。依存心も強くなります。

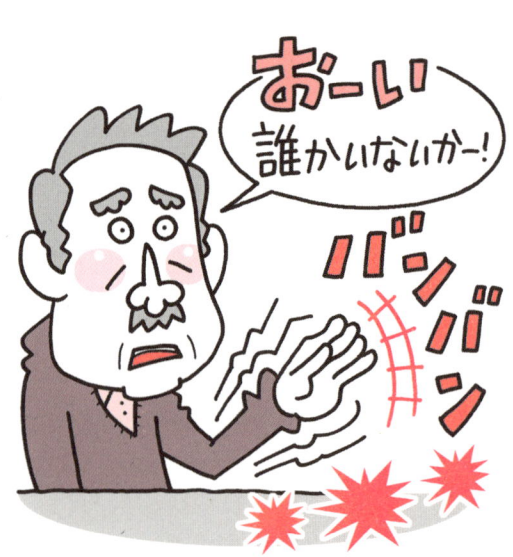

❻ 自覚の低下

病気に対する本人の自覚が薄れてきます。本人は自分の間違いや不備を他人に知られたくないため、盛んに言いつくろいを始めます。弁解することが多くなるのです。同時に、やたらと家族を頼る、人に責任をなすりつける、といった症状が見られるようになります。

かかりつけ医が患者に質問するたびに、家族の方を振り向いて同意を求める動作を繰り返すのも、この頃からです。

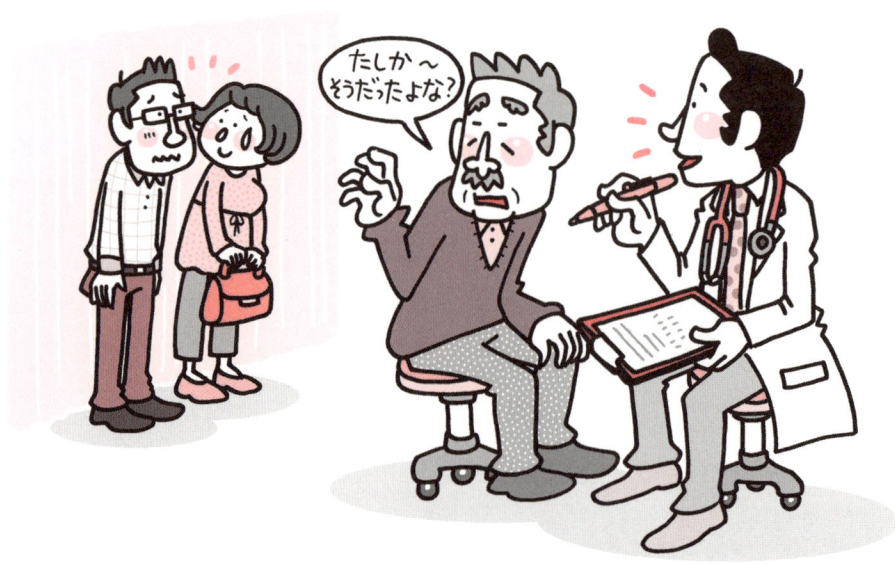

家族がつくった「認知症」早期発見の目安

下記のチェック表は、日常生活の中で、認知症の始まりが疑われる言動をまとめたものです。医学的な診断基準ではありませんが、日常生活の中での目安にしてください。いくつか思い当たることがあったら、まずはかかりつけ医に相談してみるか、最寄りの相談窓口に問い合わせてみることをおすすめします。

分類	チェック項目	チェック欄
もの忘れがひどい	① 今切ったばかりなのに、電話の相手の名前を忘れる	
	② 同じことを何度も言う・問う・する	
	③ しまい忘れ、置き忘れが増え、いつも探し物をしている	
	④ 財布・通帳・衣類などを盗まれたと人を疑う	
判断・理解力が衰える	⑤ 料理・片付け・計算・運転などのミスが多くなった	
	⑥ 新しいことが覚えられない	
	⑦ 話のつじつまが合わない	
	⑧ テレビ番組の内容が理解できなくなった	
時間・場所がわからない	⑨ 約束の日時や場所を間違えるようになった	
	⑩ 慣れた道でも迷うことがある	
人柄が変わる	⑪ 些細なことで怒りっぽくなった	
	⑫ 周りへの気づかいがなくなり頑固になった	
	⑬ 自分の失敗をひとのせいにする	
	⑭ 「このごろ様子がおかしい」と周囲から言われた	
不安感が強い	⑮ ひとりになると怖がったり寂しがったりする	
	⑯ 外出時、持ち物を何度も確かめる	
	⑰ 「頭が変になった」と本人が訴える	
意欲がなくなる	⑱ 下着を替えず、身だしなみを構わなくなった	
	⑲ 趣味や好きなテレビ番組に興味を示さなくなった	
	⑳ ふさぎ込んで、何をするのも億劫がりいやがる	

公益社団法人認知症の人と家族の会作成

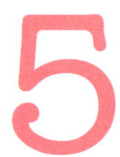

5 症状の変化② 臨床的発症後の認知症
誰もが認知症と気づく時期

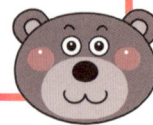

初期

　初期（または前期）とは、もの忘れがひどくなることにより日常生活に明らかな支障をきたし始める時期です。この時期は短期記憶障害が明らかで、覚えられないことにより周囲とのトラブルが生じます。抽象的な数字を覚えることが苦手になり、暗算ができず、電話番号も覚えられません。

　時を同じくして、周辺症状（BPSD）が目立ってきます。最も初期に見られるのが被害妄想です。財布をどこにしまったか思い出せず見つからないと、自分がしまった場所を忘れたからではなく、家族が盗んだからだと解釈し、自分を納得させるのです。こうして近所の人に「娘が財布を盗んだ」などといいふらすようになります。わけのわからない家族は患者の言動に不信感を抱き、家族関係がこじれることもあります。患者からすれば、財布を盗んでおきながら、文句までいう娘を許すことができません。一方、身に覚えのない娘の怒りはおさまりません。こうして、関係はますますこじれていきます。やがて患者は、疑いを抱く娘に隠し事をするようになるのです。

　この時期は認知症による身体症状は見られず元気なので、外出して自宅に戻れなくなったり、昼夜逆転したり、徘徊したりします。このような状態が、2〜3年ほど続きます。

中期

　認知症が進行して中期になると、記憶障害が明らかになり、周囲も異変に気づくようになります。顔つきに精彩を欠くようになり、服装が乱れ、尿失禁の跡が見られることもあります。身体的にも歩行がおぼつかなくなり、よく転倒して傷を負います。

　周辺症状（BPSD）としては、昼夜逆転、夜間せん妄、抑うつ気分、暴言・暴力、介護への抵抗、大声や奇声をあげるなどの行動が現れます。

　家族と同居していれば、こうなる前に医療機関を受診することがほとんどだと思いますが、独居老人や認認介護の老夫婦の場合は、かなり大変です。周囲や近所の人は、大迷惑を被っているかもしれません。このような状態が、2〜3年ほど続きます。

後期

さらに進行して後期になると、身体機能が低下して、口数は減り、動かなくなります。パーキンソン病の末期や脳卒中後遺症でも、同じような状態になります。食事・入浴・排泄のすべてに介助が必要になり、痰がらみや誤嚥（間違って食物を食道でなく気管に入れること）が多くなります。

もしも十分な介護を受けられなければ、だんだんやせて栄養失調になっていくでしょう。褥瘡*1 ができやすくなり、発熱を繰り返します。このまま放置されたら、頻繁に救急車を要請することになりそうです。

末期

末期になると、終日寝たきりの状態となり、発声発語もほとんどなくなります。自分から何かをしたいという意欲も見られなくなります。脳卒中後のいわゆる植物状態と同じです。さらに誤嚥性肺炎*2 を繰り返し、栄養失調になり、褥瘡をつくり、やがて死に至ります。

 自分でできるカンタンテストで記憶障害チェック （column）

「最近、もの忘れがひどくなったが、認知症を疑われるのは嫌だ」と思う人は多いでしょう。そこで、こっそり自分でできるテストを試してみましょう。

① 電話帳を見て、適当に選んだ電話番号を暗記し、電話帳を伏せておきます。
② 次に暗算をします。100から7を順番に引いていきます。
③ 引き算を4回くらいやったら、①で覚えた電話番号を思い出します。

正確に思い出せましたか？
思い出せなければ、記憶障害があるかもしれません。これは簡単な記憶テストです。

---

*1 褥瘡：床ずれのこと。3時間以上同じ姿勢を続けていると、床に当たる身体の一部が圧迫され、血行障害を起こす。最初は発赤となり、皮がめくれ、傷がいつまでも治らないと潰瘍化していく。褥瘡は1日でできるが、治すには何日もかかる。

*2 誤嚥性肺炎：食物や唾液が誤って気管に入ってしまうために起こる肺炎。必ずしも食事中に起きるとは限らない。寝ている間に唾液が気管に流れることも多い。

第2章
あなたは本当に大丈夫？
認知症予防のために

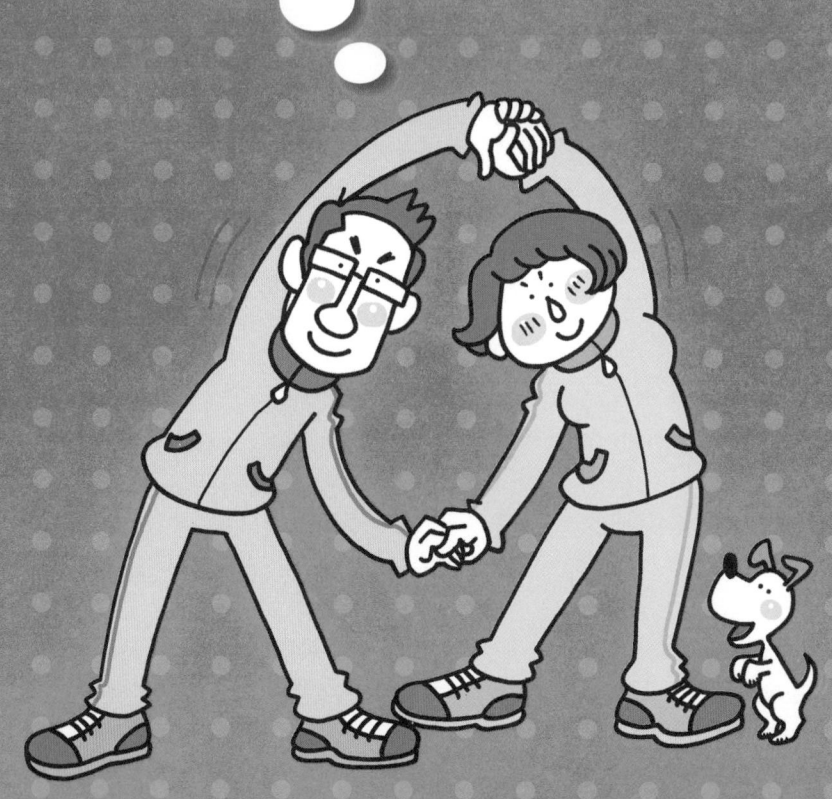

本書の読者には、認知症のご家族などの
介護に携わっている方が多いでしょう。
日々の介護を行う中で、「**将来、自分も認知症になるのではないか？**」と
不安を感じたことはありませんか？
「自分は大丈夫」と言い切れる人など、一人もいないのです。
認知症は究極の生活習慣病であるといわれています。
つまり、認知症になりにくい生活を心がけることによって、
予防することは可能である、ということです。
認知症は少しずつじわじわと進行します。
「最近、もの忘れがひどくなった」
「人の顔を見ても名前が出てこない」
「会話の中で言葉に詰まるようになった」
――歳のせい？
いいえ、**同じ歳でも平気な人もいます。**
これらの症状があるからといって、
必ず認知症になるわけではありませんが、
だからといって正常でもないのです。
まだ、そんな歳ではないから大丈夫、などと安心してはいられません。
さっそく今日から、認知症になりにくい身体をつくるための
取り組みを始めてください。

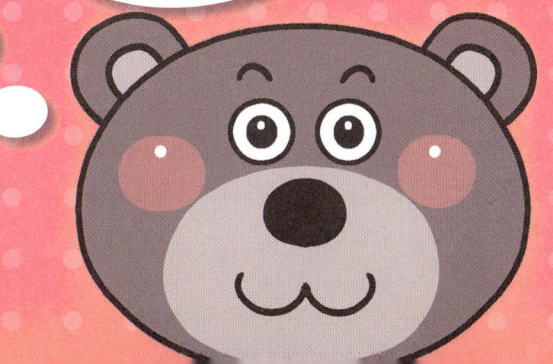

1 脳の機能低下が認知症のはじまり

もしかして、認知症発症のサインかも?!

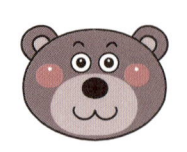

認知症の予防、早期発見・早期治療につなげるためには、これまで歳のせいだと見すごしてきたさまざまな現象の中に隠れている「認知症のはじまり」を予感させる状態を発見し、早くから対策を立てることが重要です。

あなたは、次の8つの徴候に心当たりはありませんか？

少しでも当てはまるものがあったら、安心はできません。さっそく今日から、認知症になりにくい生活を心がけましょう。

脳の機能低下を示す❽つの徴候

❶ 記憶力の低下（もの忘れ）

最近、テレビに登場するタレントの顔はわかるが、名前が出てこない。暗証番号をすぐ忘れてしまう（覚えていられない）。これまで覚えていた電話番号を思い出せない。財布や鍵を忘れて外出したことがある。戸締りしたか心配で、外出の途中で戻ったことがある。読みたい本を買って帰ったら、自宅に同じ本があった。

──これらはみな、記憶障害（もの忘れ）によるものかもしれません。「歳をとれば、誰にでもあること」と思うかもしれませんが、きちんと覚えている人もいます。今までは覚えていた（覚えられていた）のに、今は覚えていない（覚えられなくなった）というのは、決して正常ではありません。

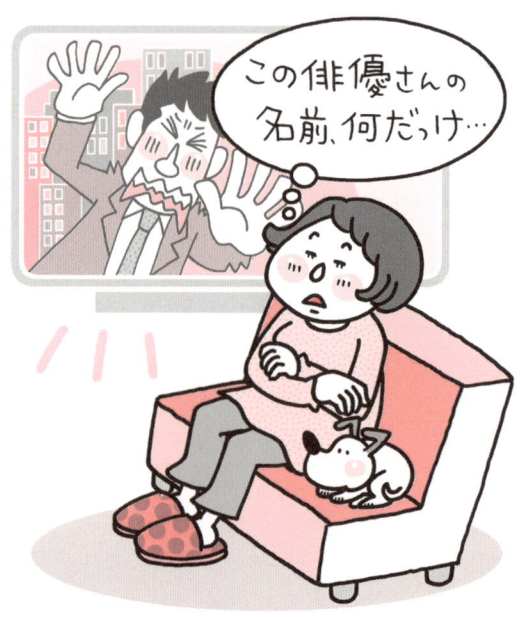

❷ 短気、自己主張

人と話をする時、つい相手の話の途中で口をはさみたくなる。話の腰を折るように途中から反論し、話がまわりくどくなる。同じことを何度も繰り返し、収拾がつかなくなることがある。話しているうちに興奮して、話の筋が見えなくなることがある。ついつい自分の主張ばかりを繰り返し、どうしても他人の意見を聞き入れることができない。

——歳をとって頑固になったのでしょうか？　いいえ、実はこれも記憶障害による症状かもしれません。短期記憶障害のため、人の話を全部覚えていられず、聞いたことからすぐ反論しなければわからなくなっているのです。

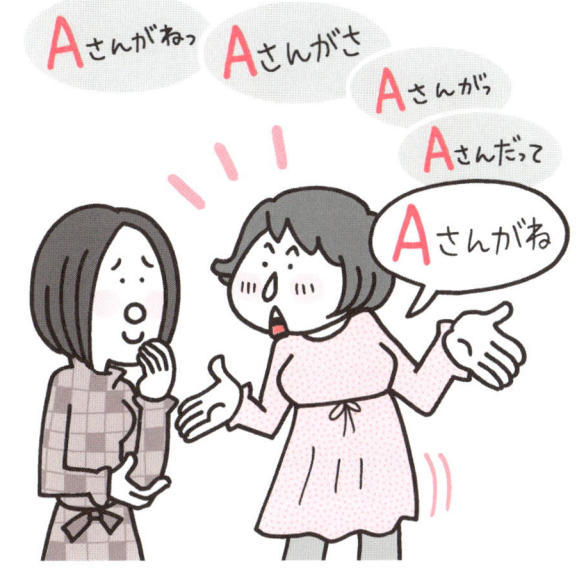

❸ 判断力の低下

電話の声は肉声とはほど遠く、人物を特定できるまでには至りません。しかし私たちは、電話の相手を特定の人物の声だと思い込むことにより、電話の声がその人の声に聞こえてくるのです。例えば振り込め詐欺の場合、相手が「オレ、オレ」といっているだけなのに、自分から先に、それとおぼしき子どもや孫の名前を出してしまいます。すると相手が「そうだ」と答えるので、電話の声が子どもや孫の声のように聞こえてくるのです。冷静に考えれば、子どもや孫がどこにいて何をしているかわかりそうなものですが、慌てているので、相手のペースにはまってしまいます。

家族から電話がかかってくると予想しているところに電話が鳴ったので、思わず親しげにしゃべり出したら相手は友だちだった、なんてこともありませんか？強い思い込みのために失敗したことはありませんか？

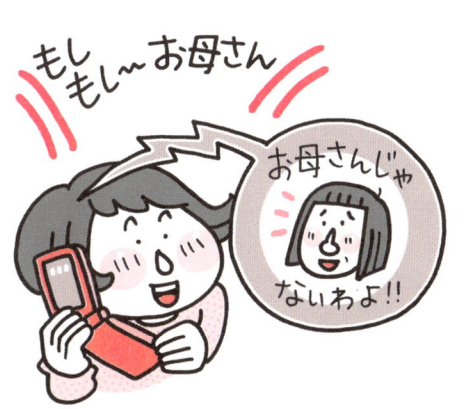

❹ 折衝能力の低下

　ふと立ち寄った店の店員に熱心に勧められ、それほどほしいとは思っていなかったのに、つい買ってしまったことがある。必要なものを買いに行っただけなのに、ついつい余計なものまで買ってしまった。強引な勧誘に負けて、必要もない商品を売りつけられたことがある。テレビショッピングを見てほしくなりすぐに申し込んだが、商品が届いたらほとんど使わなかった。
　――これらの行動は、情報をあとでじっくり検討することができず、衝動的で計画性が欠如した結果なのかもしれません。

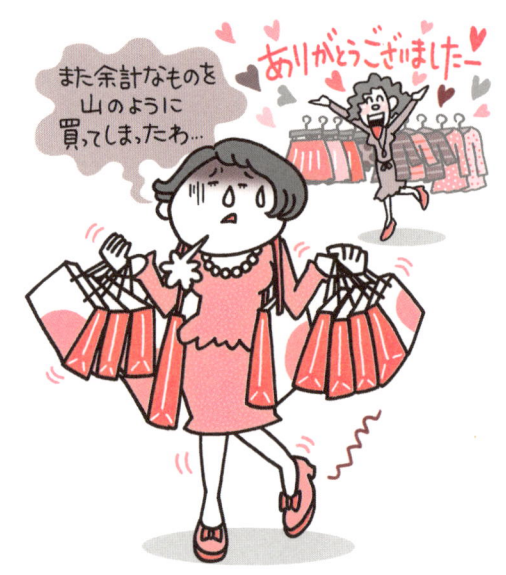

❺ 感情的

　最近、特に涙もろくなった。映画やドラマを見ては涙ぐみ、感動しては涙ぐみ、うれしい時も涙ぐむ。不幸な話を聞くと、ついもらい泣きしてしまう。一方、凶悪事件や政治番組を見るとやたらと腹が立つ。
　――そんな人は、感情が高ぶっているのかもしれません。ストレスが溜まってくると、簡単に涙がこぼれます。

❻ 常識の低下

　いわゆるTPO（時間・場所・場合）としての常識は、学習と鍛錬によって身につくものです。TPOに合わせるには、忍耐力も必要です。しかし歳をとるとだんだん自制がきかなくなり、わがままな行動を取り始める人がいます。例えば、葬儀中なのに大声で話をしたり、みんなが順番にあいさつをする時、一人だけ延々と長話をしたり、暑いからと公共の場でも上半身裸になったり。
　――このような人は単なる困り者というだけでなく、常識の低下が進んでいるのかもしれません。しかし最近は、電車の中で化粧をしたり、床に座り込んだり、最初から常識が身についていないような若者を見かけます。そうなると、常識低下なのか、もともと常識のない人なのか、わかりづらいかもしれませんね……。

❼ 不要品集め

　収集癖のある人や整理整頓ができない人はいませんか？　女性によく見られるのが、紙袋・ポリ袋・輪ゴム・新聞紙・きれいな包装紙などを集めて、いつか使おうと思いながら、とっておくだけの人。男性で多いのは、机の中にボールペン・メモ用紙・クリップなどをしまいこんで、まったく使う気配が見られない人です。

　家の中がものであふれ、足の踏み場もない、片付けができない、捨てられない、整理整頓ができないといった状態の人は要注意です。

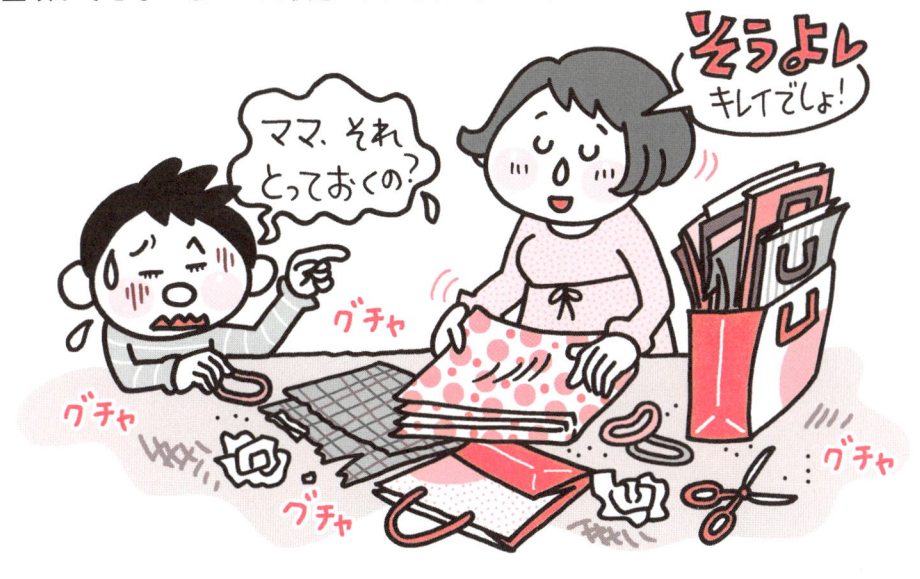

❽ 計画立案能力の低下

　約束したことをメモしないでいたら、忘れてしまったことはありませんか？　昔はそんなことくらい覚えていられたのに、と感じることはありませんか？　同時に2つ以上質問されると、最初の質問に答えているうちに次の質問を忘れてしまうことはありませんか？　何も予定が入っていないと思って約束したらダブルブッキングだった、という経験はありませんか？　スケジュールを記憶するのは意外と難しいようです。

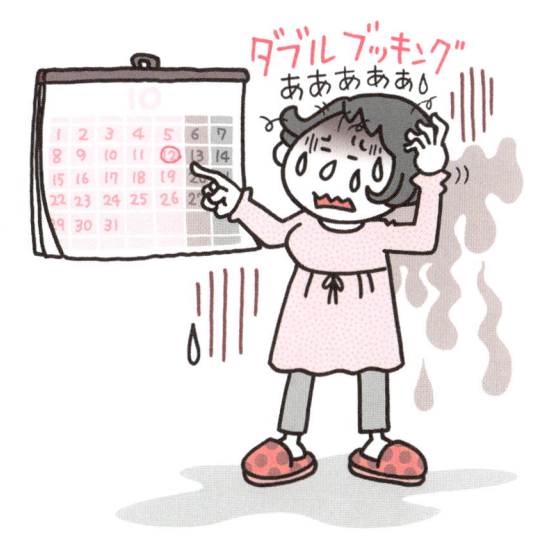

2 認知症予防のヒント

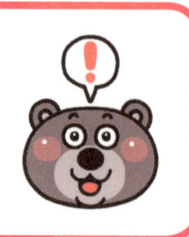

認知症は、究極の生活習慣病?!

　最近は、「認知症は、究極の生活習慣病である」といわれています。つまり、生活習慣を見直すことは、健康増進につながるだけでなく、将来の認知症の発病を予防できる可能性がある、ということです。

　例えば喫煙は万病の元であるばかりでなく、認知症にもつながるといわれています。今日からでも禁煙を決意すべきでしょう。

　適度な運動が身体によいことは誰でも知っています。大切なのは、その重要性の認識です。運動を薬と同じ治療と考える人は、1日の中に必ず運動を取り入れるでしょうが、あまり深く考えない人はダラダラとした毎日を送るでしょう。

　中年になってから高血圧や糖尿病、肥満になった人の方が、若い時から高血圧や糖尿病、肥満だった人よりも認知症になりやすいようです。最近の研究では、血圧の高い時よりも血圧が下がる時に認知症になりやすいことがわかってきました。

　同じように血糖値も、高い時よりも下がる時に認知症になりやすいようです。

　肥満についても、ダイエットによる急激な体重減少が認知症につながることがわかってきました。

　なぜ急に下げてはいけないのかはわかっていませんが、仮説を立ててみました。私は、脳血管特有の性質が原因だろうと思っています。脳血管は、脳神経細胞への異物の侵入を防いだり、血圧の変動によって流入する血液量が変わらないように、流入血管を拡張・収縮しています。私はこの機能が障害された時に、脳神経細胞に侵害が起きるのではないかと考えています。そのため、血圧も血糖値も、急に下げるのがよくないのです。

　また、カリフォルニア大学サンフランシスコ校の Kristine Yaffe 教授は、アルツハイマー型認知症の7つの危険因子（37ページコラム参照）の1つに低教育水準を挙げています。健康について勉強し、自ら病気にならないよう予防する努力を怠らない人は、アルツハイマー型認知症にもなりにくい、といわれています。認知症に関連する本を読んだり講演を聞くことも、認知症予防に役立つのです。

脳の機能低下チェック表

- □ 人の名前がなかなか出てこない。
- □ 店員が勧めるままに、いらないものを買って困ったことがある。
- □ 感情の起伏が激しい。
- □ 仕事や家事の効率が落ちた気がする。
- □ 人と会う約束を忘れてしまったことがある。
- □ これまで好きだった趣味などに、興味がわかなくなった。
- □ ものをよく置き忘れる。
- □ 何を食べても美味しく感じない。

脳の機能低下を疑うべき日常生活の変化をいくつか挙げてみました。
5つ以上、心当たりのある人は要注意！もともとの性格や疲労などによる場合もありますが、このような状態が続くと心配です。念のため、かかりつけ医に相談してみましょう。

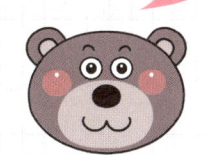

第2章 あなたは本当に大丈夫？──認知症予防のために

アルツハイマー型認知症の7つの危険因子 column

1. 喫煙
2. 低身体活動（運動不足、運動嫌い）
3. 低教育水準（勉強不足、勉強嫌い）
4. 中年期高血圧（中年になってから高血圧になった）
5. 糖尿病
6. 中年期肥満（中年になってから太った）
7. うつ

　これら7つの因子が関与して発症したアルツハイマー型認知症は、世界の病例の半数を占めます。これらの7因子すべての影響を25％減らすことができれば、アルツハイマー型認知症を予防できる可能性があるといわれています。

　アルツハイマー型認知症を予防するには、喫煙をやめ、適度な運動習慣を身につけ、健康増進のための知識を増やし実践する、中年になってから高血圧になった人はしっかり治療する、早期に糖尿病を見つけ治療を開始する、中年になってから太った人は青年時代の体重に戻す、うつ病や抑うつ状態にある人は速やかに治療を受ける、など危険因子の解消に取り組むことが大切です。

資料：Kristine Yaffe:Archives of Internal Medicine Vo.171:1244-1250,2011

第3章

認知症はこわくない?!
早期発見＆
早期治療の重要性

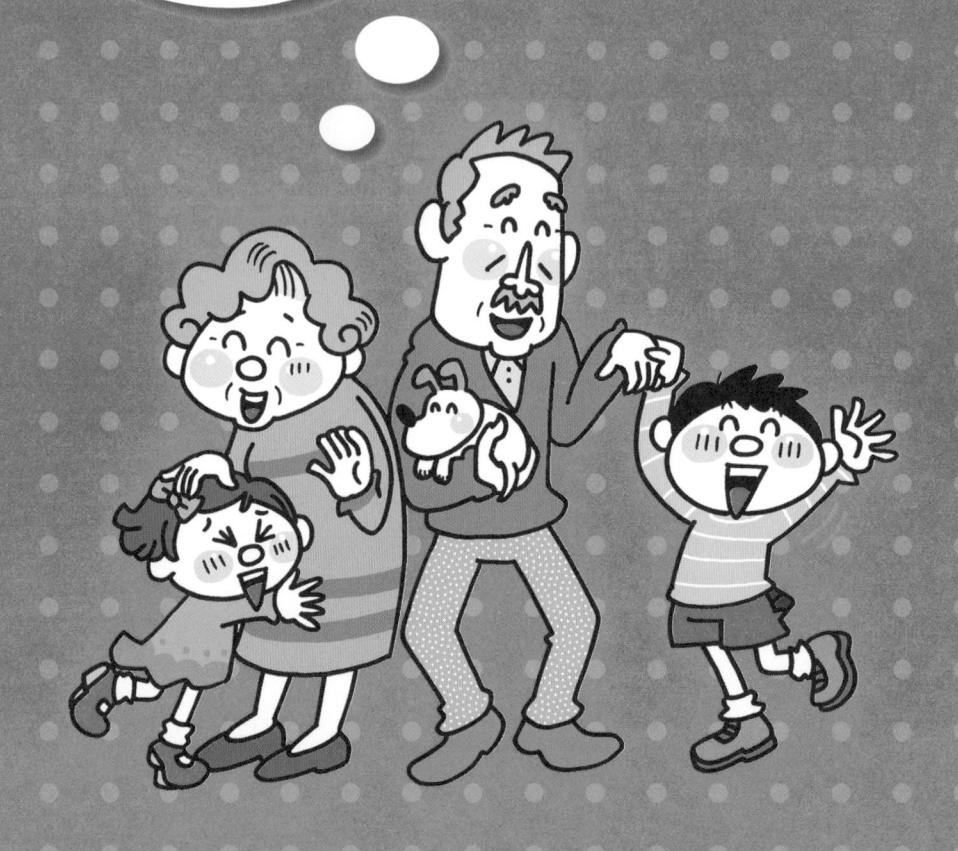

2012（平成24）年現在、**アルツハイマー型認知症に保険適用のある薬は、**
塩酸ドネペジル（商品名：アリセプト®）、
リバスチグミン（商品名：リバスタッチパッチ®、イクセロンパッチ®）、
ガランタミン（商品名：レミニール®）、**メマンチン**（商品名：メマリー®）
の4種類のみです。
これらの薬は、周辺症状（BPSD）を軽減したり、
病気の進行（もの忘れなど）を2～3年遅らせることはできますが、
病気を完治させることはできません。
完治させる薬の登場が待たれます。
今のところ病気を完治させる薬がないので、
アルツハイマー型認知症を早期発見したところで治らないわけですから、
早く見つけても仕方がないと思われがちです。
しかし私はそうは思いません。
アルツハイマー型認知症は10年も20年もかけて発症する病気です。
その間には発症を抑制する手段が必ず出てくるに違いありません。
37ページのコラムで紹介した7つの危険因子を
取り除くことも重要です。
さらに、まだ開発中ではありますが、
有効性が示唆される既存の薬がいくつか報告されています。
これらを組み合わせて使うことにより、症状を抑制したり、
発病を遅らせることができるかもしれません。
そして近い将来、本格的な特効薬が出現するかもしれないのです。
早期発見・早期治療は無意味ではないどころか、とても大切です。

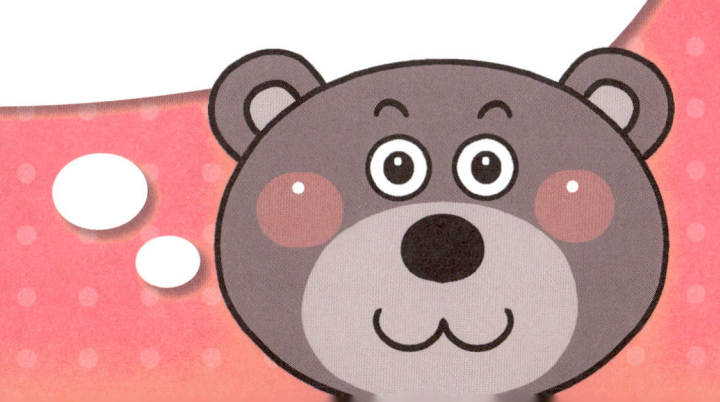

1 「まさか、認知症?」と不安になったらやるべきこと

その① かかりつけ医に相談

　もし、潜伏期エピソード（48〜57ページ参照）などから、アルツハイマー型認知症の潜伏期かもしれないと不安になったら、どうしたらよいのでしょうか？

　まずは、かかりつけ医に相談することをお勧めします。そこではっきりしなかったら、かかりつけ医から地域の認知症サポート医[*1]を紹介してもらいます。そこである程度の検査を受け、それでもまだはっきりしない場合は、認知症疾患医療センター[*2]に指定された病院などを受診します。多くは、この段階で認知症かどうか判明するでしょう。

　認知症と疑われる患者が受診した場合、医師はどのような順番で診断・治療していくのでしょうか？

　医師が最初に行うべきことは、患者の症状が認知症によるものなのか否かの判断です。ここで認知症が疑われる場合は、そのタイプがアルツハイマー型か否かを鑑別します。しかし症状が軽く経過がごく初期の場合は、たとえ専門医であっても、確定診断がつくまでには相当の時間がかかります（数か月、場合によっては何年も）。現在はまだ、定期的に専門医を受診し、知能検査や認知機能検査を行い、さらに脳MRIや脳CTなどの画像診断を定期的に行うことで、海馬回の萎縮が徐々に進行している証拠をつかむしかないからです。

　しかし、確定診断がつくまで治療を開始しないとなると、病気が相当進行してからでないと治療を始められないことになります。

　私見ですが、認知症が強く疑われる場合は、確定診断がつくまでアルツハイマー型認

[*1] 認知症サポート医：認知症を専門としないかかりつけ医を支援するために、厚生労働省が用意した研修プログラムに沿って、認知症講習を受け勉強した医師のこと。サポート医は地域医師会が主催する認知症対応力向上研修の講師を務めるなど、習得した知識を地域のかかりつけ医にも伝授する。

[*2] 認知症疾患医療センター：82〜87ページ参照。認知症治療に関する地域の最高度医療機関で、いわば最後の砦である。当院がある大田区では、東京都保健医療公社荏原病院がその任を担っている。

> **認知症治療を考える際に必要な予備知識** column
>
> ① 現在、医療保険で治療が認められている認知症は、アルツハイマー型認知症だけです。脳血管型認知症も、レビー小体型認知症も、前頭側頭型認知症も、そのほかの認知症も、医療保険で認められた治療法はありません。
> ② 医療保険で認められたアルツハイマー型認知症治療薬は、塩酸ドネペジル、リバスチグミン、ガランタミン、メマンチンの4種類だけです。
> ③ これらの薬はいずれも、中核症状（記憶障害など）をやや改善させるか、病気の進行を2～3年程度遅らせるだけで、病気そのものを完治させることは期待できません。
> ④ 専門医の間では、周辺症状（BPSD）を改善させる薬（抗精神薬、抗うつ薬、抗てんかん薬など）が経験的に知られていますが、医療保険の適用は認められていません。
> ⑤ 周辺症状（BPSD）が急激に悪化した時（夜間せん妄、俳徊、激しい興奮状態による暴言・暴力、介護への抵抗による介護困難など）、精神科救急治療を行う医療機関は極めて少なく、救急入院できる病院を探すことは困難です。そのため、早いうちに医療機関を受診し治療を開始しておかないと、いざという時、困ることになります。

知症と仮診断して治療を開始すべきだと考えます。私の経験では、アルツハイマー型認知症では、初期（または前期）から特有の周辺症状（BPSD）を呈することが多く、これが介護をより困難にさせています。この周辺症状（BPSD）を、治療によってできるだけ早く改善させることが、本人や家族の負担軽減につながります。

その❷ 人生計画見直しのススメ

　かかりつけ医への相談と同時に、残りの人生計画を見直すことをお勧めします。私自身、あまりにも多くの認知症患者を診てきたので、老後の人生計画の重要性を実感し、「明日はわが身」と強く感じています。

　私事ですが、60歳の還暦を迎えたことをきっかけに、残りの人生計画を立てました。参考に、ご紹介いたします。

65歳になったら、車の運転をやめる。

70歳になったら、仕事の第一線から退く。

75歳になったら、一人で外出をしない。

80歳まで生きられたら、重要な意思決定は一人で行わない。

この決意を年賀状にしたためたところ、医学部の同級生から「お前、大丈夫か？」と何本も電話が入りました。「似合わない」ともいわれました。

しかし最近、仕事をやめるタイミングを失ってしまった人を見かけました。その人はワンマン型経営者です。こういうタイプは、周りがイエスマンばかりで忠告してくれる人がいないか、いても遠ざけてしまいます。生涯現役を通していたのですが、いつの間にかアルツハイマー型認知症になり、最後は会社を傾けてしまうような判断を繰り返し、結局、会社は一代限りで終わってしまいました。人間、やめ時が肝心です。いつまでも若い時と同じというわけにはいきません。しかし、それを自覚するのはなかなか難しいものです。「その時になってから決める」では間に合わないと思います。

今の仕事、いつまで続けますか？　後継者はいますか？　遺言書は書きましたか？

成年後見人制度の活用　column

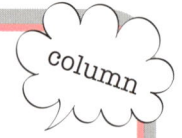

　周囲が「もしかして、認知症ではないか？」と疑いを持ち始める初期の段階で、認知症の人が引き起こす問題の多くは、本人が勝手に行う社会生活上の契約行為です。家族が知らないうちに高額商品を購入したり、家や土地を売り払ったり、遺産相続人に法定外の人を指名する遺言書を作成されたりすると、取り返しのつかない問題になりかねません。利害が対立するため、今まで仲のよかった兄弟が財産を巡って醜い争いを始める光景を何度も見てきました。

　そうならないためにも、成年後見人制度を活用しましょう。これは、判断力が不十分な人が不利益を被らないように、援助者を選任する制度です。法定後見と任意後見があり、任意後見は本人の判断能力が衰える前から利用できますが、法定後見は判断力が衰えたあとでないと利用できません。法定後見は、本人の精神上の障害程度に応じて、3段階に区分されます。自己の財産を管理・処分するのに、①たまに援助が必要なことがあれば補助相当、②常に援助が必要であれば保佐相当、③自力ではできない場合は後見相当、と判断されます。詳しくは、本人住所地の家庭裁判所にお問い合わせください。

2 早期治療のための薬物療法のヒント

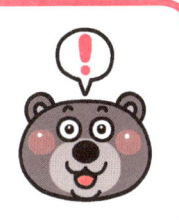

　認知症の早期発見の重要性は、先に述べました。では、どんな早期治療法があるのでしょうか。認知症を究極の生活習慣病と考えるなら、何も目新しいことをする必要はないでしょう。

　私個人の意見として、日常的な診療・治療にひと工夫加えることを提案していますので、簡単にご紹介します。

高血圧

　高血圧の人は認知症になりやすいことが知られています。高血圧になると、降圧剤を服用します。効果の優れた薬剤がたくさんありますが、そのうちの1つとして、今はあまり使われなくなったACE阻害薬という降圧剤があります。

　東北大学の大類准教授は、このACE阻害薬には脳移行性と脳非移行性があり、脳移行性ACE阻害薬を認知機能が低下した患者に投与したところ、低下を抑制した、と発表しました（Neurology 2004年）。

　またMcGuinness Bは、血圧を下げるだけでは認知症のリスクを下げることはできず、認知機能の低下も抑制しない、と発表しました（2006年）。つまり脳移行性ACE阻害薬は血圧降下によって認知機能低下を防いでいるのではなく、独自に認知機能低下抑制作用を持っていることが示唆されます。

　それならば認知症を予防したい人が使うべき降圧剤として、脳移行性ACE阻害薬は最適といえます。高血圧でない人でも、少量の投与が有効な可能性があります。

糖尿病

　糖尿病はアルツハイマー型認知症を合併しやすいことが知られてきました。それなら厳重に血糖値を管理すべきと考えて血糖値を降下させたところ、かえって認知機能低下を促進させてしまった症例があります。

　松本歯科大学の橋爪教授は、高血糖患者の血糖値を急激に下げると認知機能が低下する、と発表しました（2012年）。つまり、高血糖が認知症を引き起こすのではなく、血

糖降下が認知症を引き起こすのです。高血糖を放置すれば動脈硬化が進行し、ありとあらゆる病気の原因になります。高血糖は是正しなければなりませんが、急激な変化はかえって危険なのです。ですから、高血糖になってから血糖値を下げるよりも、血糖値が上がりにくい身体にすべきです。

　糖尿病治療薬の中に、ブドウ糖吸収阻害薬というものがあります。これがお勧めです。

　また、生のブドウをはじめとした甘い果物類などブドウ糖を多く含む食品と、ブドウ糖になりやすいショ糖の摂取をできる限り控えた食生活を心がけてください。ショ糖が多く含まれる食品の中で、特によく口にするのは缶コーヒー、ジュース、コーラなどの飲料水でしょう。砂糖をたっぷり使ったケーキやドーナツなどの洋菓子類も、できるだけ食べないようにした方がよいと思います。

脳血管の異常

　認知症の原因として「アミロイド仮説」が有力です（11ページ参照）。脳細胞の中にアミロイドが沈着して死滅していくことが原因といわれています。では、アミロイドはどこから脳細胞の中に入るのでしょう？　最大の進入経路は脳血管を通るルートです。アミロイドは脳血管を通過して脳細胞の中に侵入しますが、正常な人は神経細胞に入ったアミロイドを再び細胞から血管側へ戻す機能が働き、細胞内に蓄積しないようになっています。

　では認知症になる人は、どこが違うのでしょうか？　私見では、脳血管の通過性に原因があると思っています。正常な人の脳血管は、異物を脳細胞内に侵入するのを防ぐ機能があります。アルツハイマー型認知症になる人がアミロイドを脳細胞内に通過させてしまうのは、脳血管内皮細胞に異常をきたしているからです。

　これ以上の詳しい話は別の機会に譲りますが、脳血管内皮細胞の炎症の改善に有効な薬物があります。私は、この薬物が認知症予防に有効ではないかと思っています。

現時点での
アルツハイマー型認知症の保険適用薬は、次の4種類です。
・塩酸ドネペジル：国内初の認知症薬。
・リバスチグミン：副作用が少ない貼り薬。
・ガランタミン：ヒガンバナ科の植物から抽出された成分に由来。
・メマンチン：暴言・暴力や妄想など行動・心理症状にも有効。

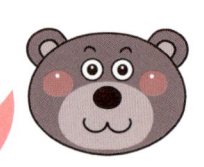

"認知症の芽"を発見するために

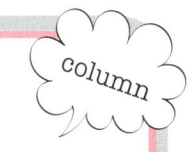

現段階では、認知症の根治療薬（完全に治癒させる薬）はありません。服用しても、進行速度を2～3年遅らせるだけです。では、どうしたらよいのでしょうか？

臨床的発症（誰もが認知症と気づく時期）よりずっと以前に、何らかの治療を開始するしかありません。特殊な検査で早期に判明することもありますが、高額で、患者の負担が大きくなります。そこで何とか、患者に経済的・身体的負担をかけずに、認知症の芽を発見することができないものかと考え、思いついたのが、五感を使った認知機能テストです（58～60ページコラム参照）。

きっかけは、多くの高齢者や認知症患者が、嗅覚低下を起こすという事実でした。嗅神経は、外傷を受けて傷つくことはありますが、老化によってその機能を失うことはないはずです。そこで、臭いがわからなくなるのではなく、何の臭いかわからなくなることが原因ではないかと考えました。

ほかの認知機能についても同じように、味はするが何の味だかわからない（味覚）、音は聞こえるが何の音だかわからない（聴覚）、感触はあるが何なのかわからない（触覚）、見えているがどのような形かわからない（視覚）、という状態なのではないかと推測したのです。

まだ、研究中ですが、とても興味深い結果が得られています。

また、認知症患者に五感認知機能テストを繰り返し行っていると、次第に得点が上昇することがわかりました。同じテストだから、慣れていくのかな？　と思っていたのですが、どの五感でも同じことが起こります。これは、五感認知機能テストの実施が、認知機能改善に結びつくことを示唆しています。つまり、五感を意識的に使うことが、「脳のリハビリテーション」につながる可能性があるということです。

図表5　五感を使った認知機能テスト例

味覚	2つの味を混合した食品を試食し、何と何の組み合わせか当てる。
聴覚	2つの異なった曲を同時に聴かせ、それぞれの曲名を答える。
触覚	中が見えない袋に2つの積み木を入れる。外に出ている積み木を見て、どちらが同じ形状の積み木か手探りで当てる。
視覚	トリックアート（隠し絵）の中に隠れた顔をいくつ見つけられるか。

五感の機能テストのうち、4～5項目に機能低下を認めた場合、軽度認知症が始まっている可能性が……。

第4章

そういえば、あの頃から変だった……

認知症の早期発見につながる
5人の潜伏期エピソード

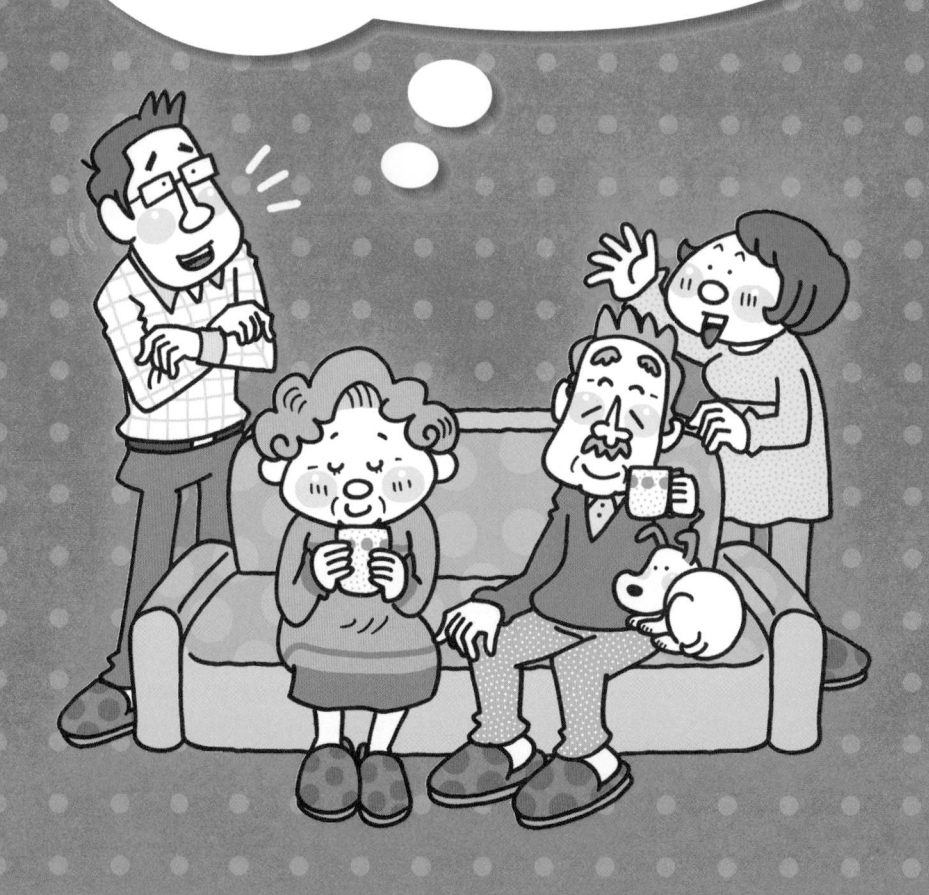

アルツハイマー型認知症は、発症の20年以上も前から
少しずつ症状が進行していると考えられます。
この認知症潜伏期には、記憶障害（もの忘れ）は見られません。
周辺症状（BPSD）もはっきり現れません。
もちろん身体症状もありません。
しかし、よくよく聞いてみると、
みな共通して何かしら奇妙なエピソードを持っているのです。
これから紹介するのは、5人の認知症患者の家族などに
病歴の聞き取りを行った際、
気になったエピソード（過去の出来事）をまとめたものです。
認知症患者の多くは、少なからず似たような
エピソードを持っているのではないかと思います。
なるべく多くのエピソードを集めることで、
認知症につながる傾向を知ることができれば、
早い時期に異変に気づき、
早期治療への足がかりとなるでしょう。

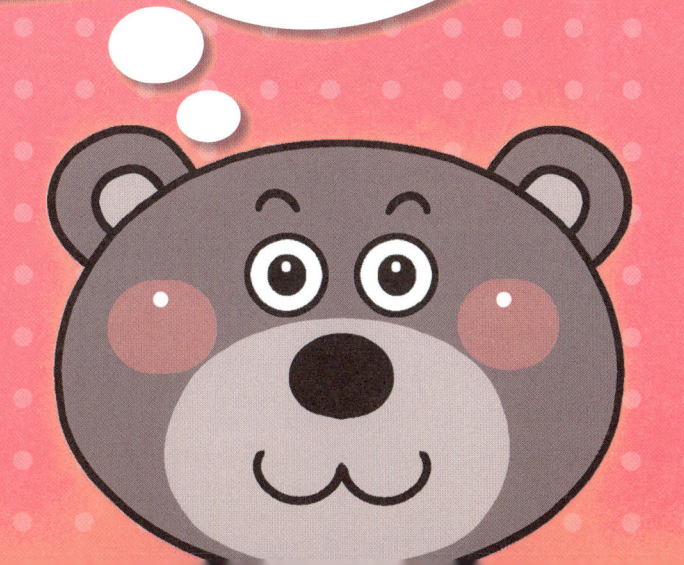

エピソード1

兄弟げんかによるトラブル、実は……

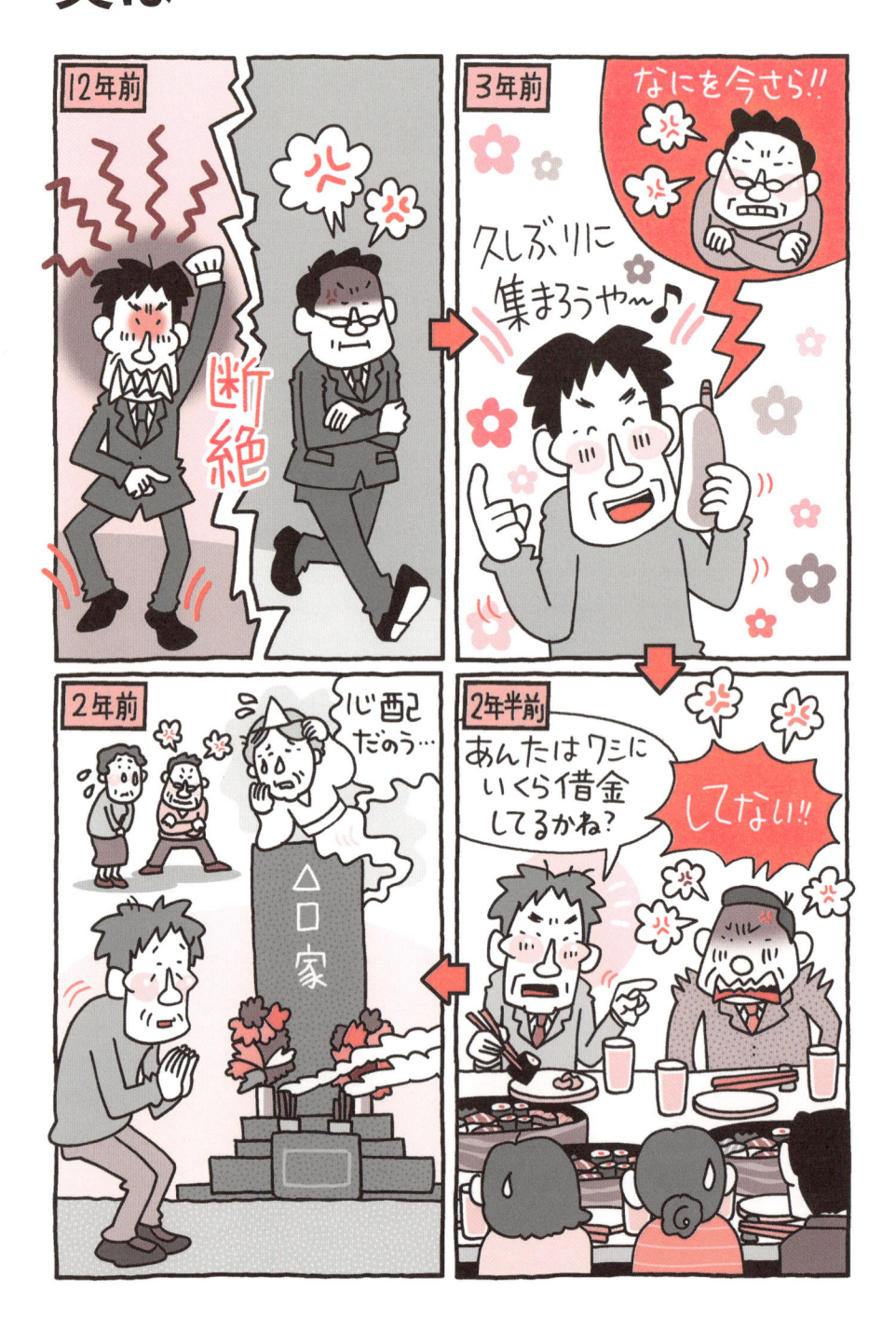

第4章　認知症の早期発見につながる5人の潜伏期エピソード

12年前 断絶

3年前 久しぶりに集まろうや〜♪ / なにを今さら!!

2年半前 あんたはワシにいくら借金してるかね？ / してない!!

2年前 心配だのう… △ロ家

4人兄弟の長男であるA氏は、12年前、母の三回忌の席で、「母は兄弟をえこひいきしていた」と言い出し、兄弟げんかになった。怒った弟は「Aとは兄弟の縁を断つ」と宣言した。

　3年前、A氏が突然、兄弟で集まろうと声をかけるが、その趣旨と思惑の違いから2人しか集まらず、本人も出席せず、気まずい雰囲気の中で会は終了した。

　2年半前、いとこの誕生会の席で相手の嫌がることをしつこく言い続け、ついには大声での口論になった。しかし本人には悪気がなく、楽しい会だったと話す。

　2年前、母の法要をめぐって兄弟げんかとなり、別々に墓参りすることになった。

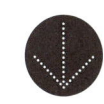

くまちゃん先生の解説

　ありふれた兄弟げんかに見えるこのエピソードを分析すると、A氏の記憶障害（もの忘れ）の症状が見えてきます。

　以前から、A氏は母親が自分たち兄弟に対して公平に接していなかったと思い続けていましたが、ほかの兄弟には同じ思いを共有している人がいません。そのためA氏は兄弟の中でやや孤立気味であり、自分から積極的に兄弟と接触しようとはしませんでした。

　ところが12年前から、今まで抑えてきた積年の思いを口にするようになり、わざわざけんかの原因をつくるかのごとく兄弟に接近しています。その結果、兄弟関係はより疎遠になり、今も和解していません。

　にもかかわらず、近年は相手が自分によくない感情を持っていることを忘れ、しかも子どもの頃のように、A氏が何かいえば兄弟はみな従うだろうと期待して、声をかけています。もちろん結果として大きな衝突を招いていますが、本人は一向に懲りる様子がありません。そしてすぐに忘れて、また兄弟に声をかけるのです。

　これは明らかに記憶障害があるためです。A氏は短期記憶だけでなく中長期の記憶まで失いつつあり、若い頃の人間関係が今も続いていると錯覚しているようです。

エピソード2
友だち思いの会社経営者、実は……

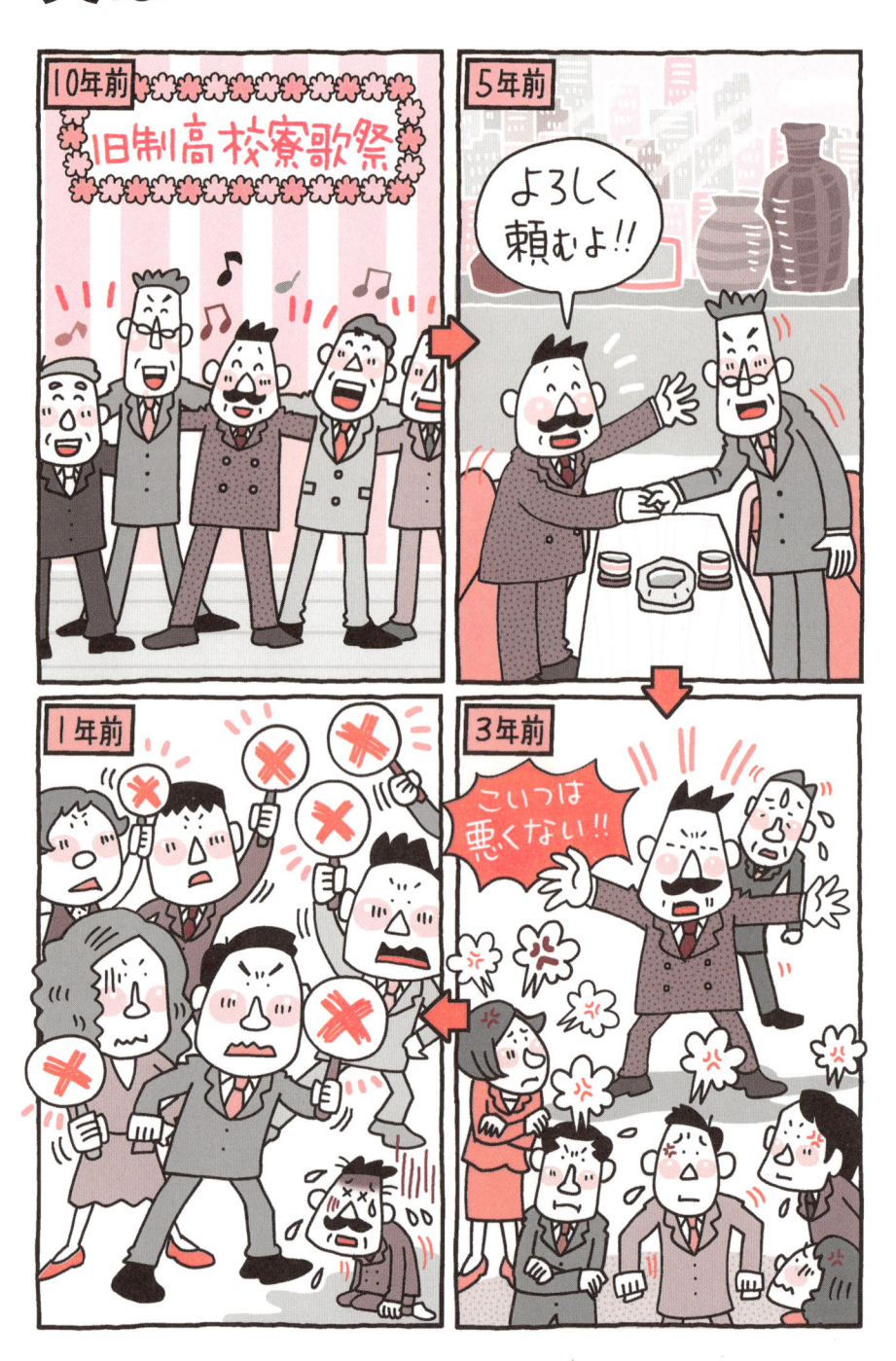

第4章　認知症の早期発見につながる5人の潜伏期エピソード

会社経営者であるＢ氏は、若い頃は卒業した旧制高校や大学の同級生を懐かしみ、年に１回の同窓会には必ず参加していたが、仕事が忙しくなってからは何十年も足が遠のいていた。

　10年前、旧制高校寮歌祭に行って仲間と校歌を歌ったのがとても楽しかったため、それから毎年、同窓会に出かけるようになった。

　５年前、まったく業種の違う会社を定年退職した友人ａが訪ねてきてすっかり意気投合し、ぜひ力を貸してほしいと自分の会社の顧問に就任させた。しかし畑違いの友人ａは、会社に貢献することなく、間もなく去って行った。

　３年前、若い頃の友人ｂが訪ねてきて働かせてほしいといわれ、喜んで採用した。しかし、友人ｂはほかの社員との折り合いが悪く、社内のトラブルメーカーになった。Ｂ氏は最後まで「ｂは悪くない」とかばい続けたが、友人ｂはすぐに会社を去った。

　１年前、今まで一度も一緒に仕事をしたことのない歳の離れた弟が訪ねてきたので、「お前とは一番気が合う」と採用しようとしたが、過去のいきさつから社員の猛反対にあい、断念した。

くまちゃん先生の解説

　友だち思いの経営者に見えるＢ氏には、認知障害の症状を読み取ることができます。

　注目すべきは、最近現れた友人ａや友人ｂとの人間関係を構築したのが、何十年も前である点です。いくら若い頃親しかったとしても、歳月は人間を大きく変えますし、現在の会社において、友人の経験や技術がそのまま役に立つとは限らないことくらい容易に想像がつきそうです。しかしＢ氏は、若かりし頃の友情と人間関係が、今の会社にそのまま持ち込めると錯覚しています。時間の経過を忘れ、認識していないからです。

エピソード3

システムエンジニアなのにパソコンが苦手、実は……

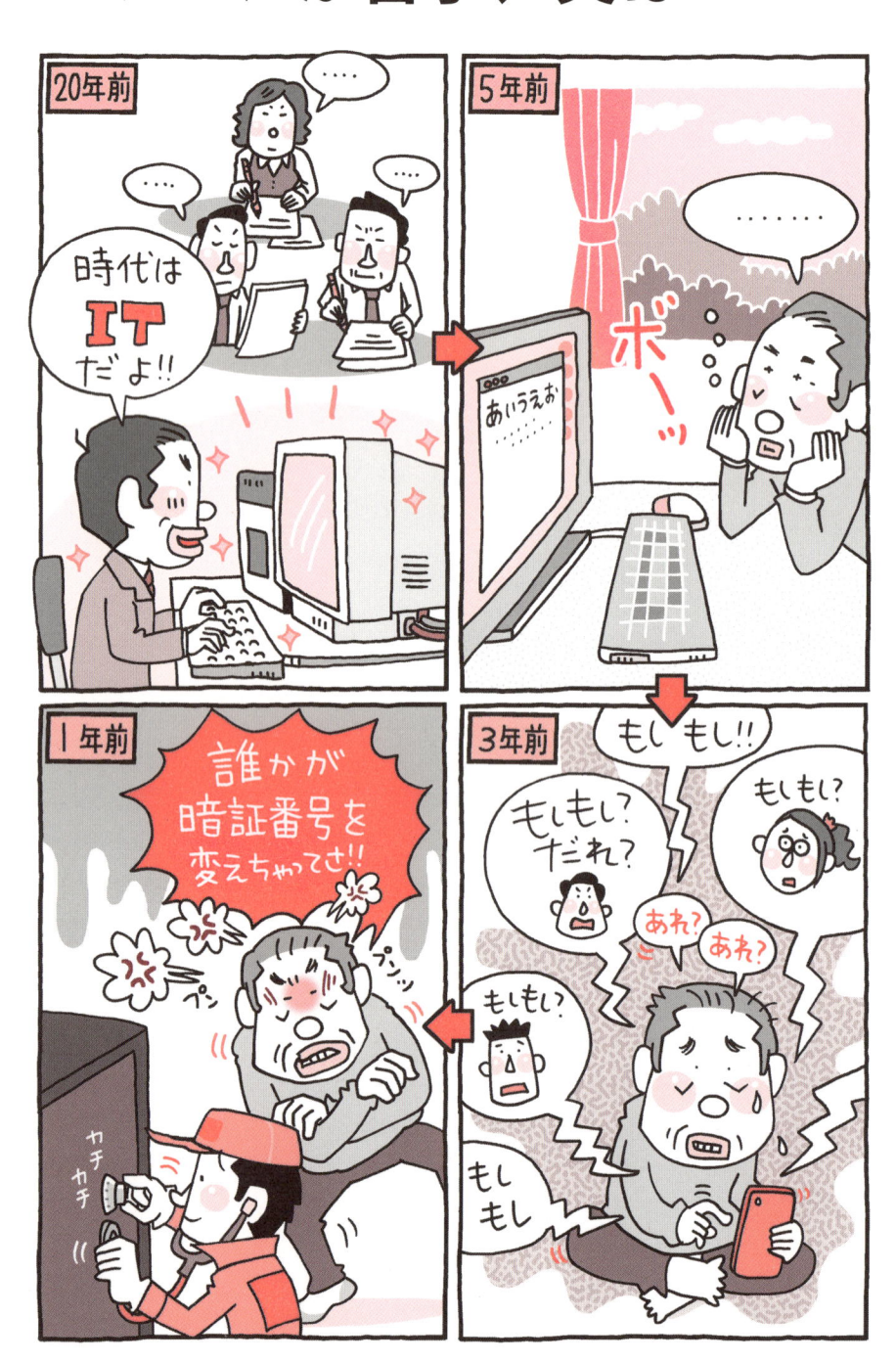

第4章 認知症の早期発見につながる5人の潜伏期エピソード

C氏は工学部出身のシステムエンジニアであった。25年前にサービス業に転職しているが、工学部出身であることを自慢にしていた。

　20年前、いち早く社内のIT化を打ち出したが、使う人が育たず失敗に終わった。

　10年前、自宅でパソコンを購入し使おうとしたが使いこなせず、途中で投げ出した。その後も何回か挑戦したが、いずれも断念している。

　5年前、再びパソコンに挑戦しようと机の上に置いたが、2～3行の文字を打ち込んだまま、ずっと画面を見つめるだけだった。

　3年前、携帯電話の誤作動が目立つようになり、かけるつもりがないさまざまな電話番号に発信していた。

　1年前、金庫の暗証番号を忘れて開けられなくなった。誰かが勝手に番号を変えたと思い込み、業者に頼んで開けてもらったが、変更した暗証番号を忘れて、また開けられなくなった。

くまちゃん先生の解説

　工学部出身のC氏にとってIT機器はなじみやすい道具のはずでした。にもかかわらず、10年も前からパソコンを使いこなせず、新しいことに挑戦できませんでした。最初の頃は本人にもパソコンを使おうという意欲が見られましたが、結局、使いこなすことはできませんでした。この頃から認知障害が始まっていた証拠です。1年前になると、自分が忘れたことも理解できなくなり、被害妄想が始まっています。

　このように、本来得意とする分野の技術や能力が不自然に低下し始めた場合、認知症が疑われます。

エピソード4

無責任で困った人、実は……

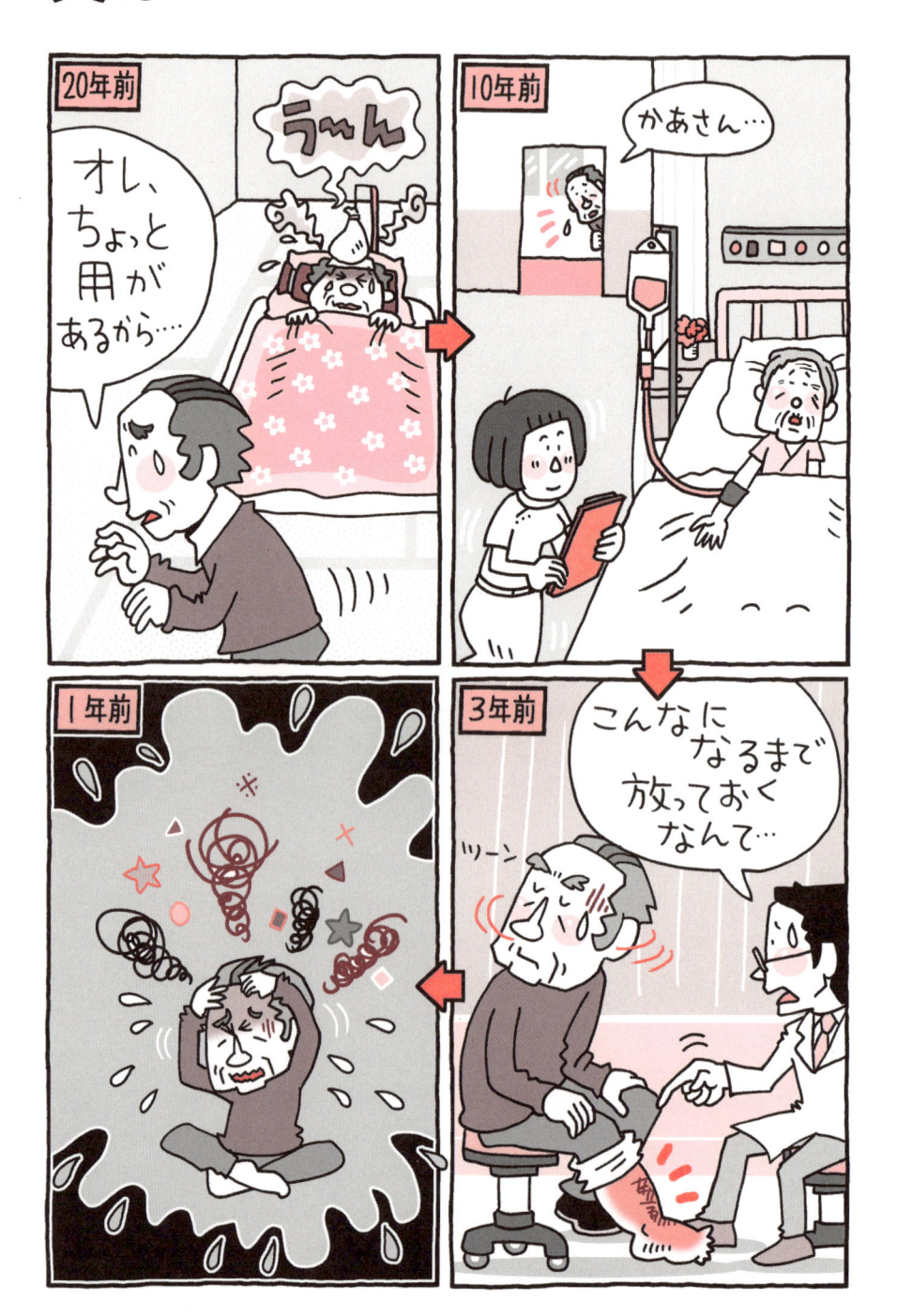

第4章 認知症の早期発見につながる5人の潜伏期エピソード

D氏は昔から突然の出来事に対して慌てふためいて、何をしたらよいのかわからなくなる傾向があった。

　20年前、妻が急病で寝込んだ時、救急車を呼ぶでも、往診を頼むでも、世話をするでもなく、放置してどこかに行ってしまった。

　10年前、母親が入院し、お見舞いに駆けつけたが、一度も病室に入らずそのまま帰ってしまった。

　3年前、転倒し足を骨折した。手術が必要だといわれたが拒否し、ギプスを巻いてもらった。必ず再診するようにいわれたにもかかわらず、そのまま放置。足の痛みがひどくなり再診すると、ギプスの下に傷ができ、2次感染を起こして蜂窩織炎（傷に菌が感染したため、周囲の皮膚が炎症を起こし、赤く腫れてむくみと熱と痛みを伴う状態）になっていた。「どうしてこんなになるまで放置したんだ！」と医師に怒られても、よそを向いて平気を装っていた。

　1年前、自ら会合に出席してあいさつしたいと申し出たが、1週間前に「何を話したらよいかわからない」と言い出し、他人に原稿をつくってもらった。しかし前日、「頭が変になりそうだ」といってドタキャンした。

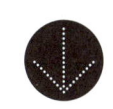

くまちゃん先生の解説

　突然重大な案件が生じ、すぐに対応を決めなければならない場面があります。こんな時、多くの人がパニックに陥り、どうしてよいかわからなくなるでしょう。しかし、たいていの人は、冷静さを取り戻して対処するなど、臨機応変に対応し乗り越えていくものです。しかしD氏の場合、辛い現実を直視しないで、いつもそこから逃げ出しています。辛いことがあると逃げ出す——これを逃避行動といい、放浪癖のある人などによく見られる精神症状の1つです。逃げているうちに、誰かが解決してくれるのを無意識に期待しているのかもしれません。いつも誰かが助けてくれるので、知らず知らずのうちに甘えが生じ、自分では問題を解決できなくなっているのかもしれません。D氏の困った行動は、最初のうちは発達障害による症状だったかもしれませんが、結局は認知障害になっていきました。

エピソード5

家族から孤立しゴミ屋敷に、実は……

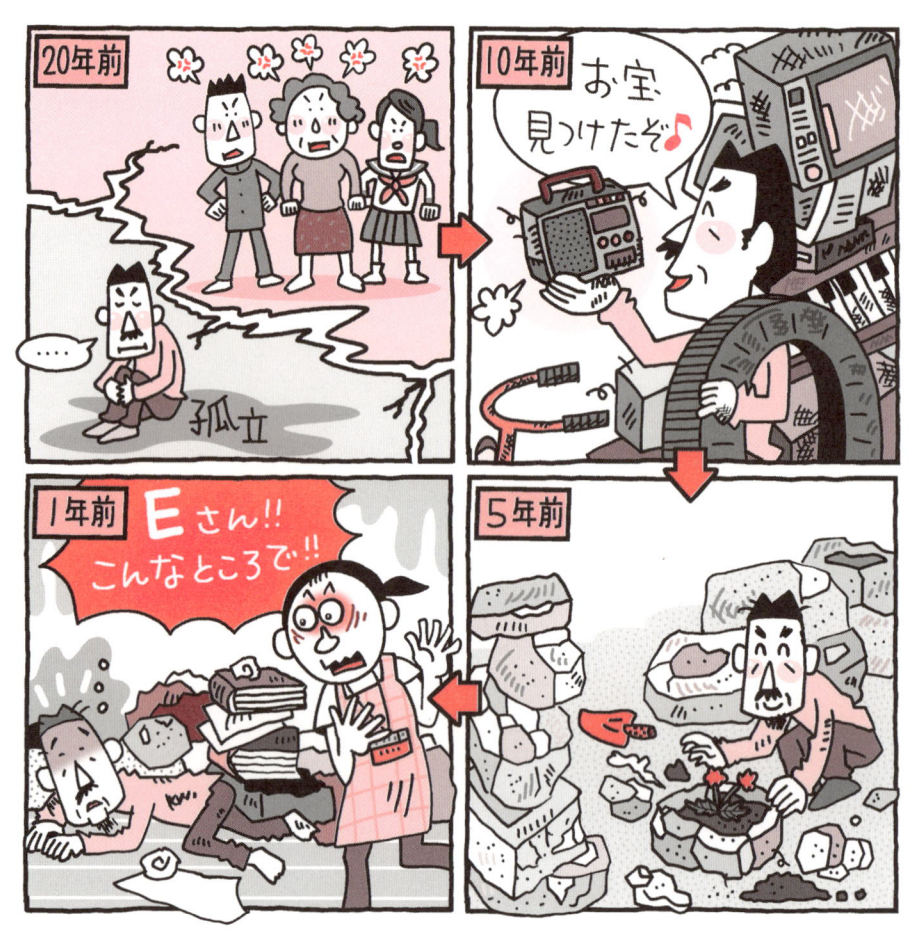

E氏は若い頃から、ある新興宗教の熱心な信者であった。以前は家族で信仰していたが、その宗教団体の強引な勧誘方法などを知り、E氏以外の家族は離れていった。E氏だけが熱心に信仰活動を続け、家族にも信仰を強要するので、家族とはだんだん疎遠になった。

20年前、それほど裕福でないにもかかわらず、宗教団体には気前よく寄付をするので、家族はみな怒っていた。

10年前、捨ててあった自転車や古いタイヤを拾っては、庭に山積みするようになった。家族に捨てるようにいわれたが、使うと言い張り、頑固に拒否し続けたが、結局使うことはなく、ゴミの山になっただけであった。

5年前、発泡スチロールを集めてきたので何をするつもりか問いただしたところ、花を植えて道端に並べて売るのだといった。しかし結局1個も売れなかった。

　3年前、E氏と同居していた弟と連絡が取れなくなった。別居している家族がE氏に問い合わせたが、知らないというので自宅を訪ねたところ、弟は布団の中で病死していた。この頃、E氏は認知症と診断され介護職員を自宅に入れるようになった。

　1年前からショートステイを利用するようになった。帰ってもまたすぐ行きたいというほど、気に入った様子であった。ある日、別居している家族がいつものように様子を伺う電話をしたが出ない。一人でショートステイに出かけたのではと心配し、介護支援専門員が自宅を見に行ったところ、E氏はいつもとは別の場所で寝ており、電話の音が聞こえなかったことがわかった。

くまちゃん先生の解説

　信仰や趣味が家族に受け入れられずに孤立することがあります。E氏は、家族が嫌がっているにもかかわらずしつこく入信を強要し、ますます孤立していきました。これは認知障害により相手の立場や気持ちが理解できなくなっているからだと解釈できます。宗教活動に伴う寄付やお布施（ふせ）は、一般的に自分の経済的余裕に照らし合わせて金額を決めるのが常識です。家族が怒るほど非常識な額を寄付するのは、宗教熱心というよりは自分勝手とみなされます。10年ほど前からは、認知症の前兆行動でもあるゴミ集めが始まっています。ゴミ集めは、最初は合理的な理由（まだ使える、売れる、ペットのえさにする、植物の肥料にする、など自分なりの理屈）があるように見えますが、時間の経過とともに他人の目には不合理であることが明らかになります。にもかかわらず、注意されてもやめられずに続けてしまう——。ゴミ屋敷と化す背景には、認知症がひそんでいたのです。

　同居していた弟の異変に気づかない時点で、認知症は相当進んでいたと思われます。最近では、予想もしない場所で寝ているという行動が見られましたが、認知症が進むと予測不能の行動に出ることがよくあります。こうなると介護者にとっては毎日が「まさか」の連続で、大きな負担となります。

五感を使って認知症を早期発見する方法

嗅覚

　高齢化すると嗅覚や味覚が鈍くなることが知られています。そのためガスの臭いに気づかず事故につながったり、味の変化に気づかず食中毒を起こしたりします。

　そこで、臭いのするスティックを紙にこすりつけて、何の臭いか当てさせるテストをしてみました。この結果、高齢者は若者に比べて嗅覚低下が見られ、認知症になるとさらに低下することがわかりました（図表6）。

図表6　嗅覚認知機能テスト

● 対象

	男女合計（人）	男性（人）	女性（人）
若者	21	5	16
高齢者	20	3	17
軽度認知症	20	2	18

● 実験方法
- 12種類の臭いのするスティックから臭い物質をなすりつけて、かがせる。
- 12種類中6種類を選択して判定した。

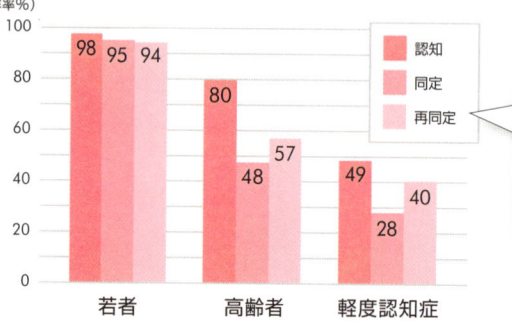

● 結果（正解率%）

	認知	同定	再同定
若者	98	95	94
高齢者	80	48	57
軽度認知症	49	28	40

判定方法
認知：臭いがするか否か
同定：何の臭いか当てる
再同定：再び何の臭いか当てる（2度目）

解説　若者に比べ高齢者は嗅覚が鈍っておりと何の臭いかわからない嗅覚記憶障害が目立つ。軽度認知症ではさらに顕著となる

資料：牧　迫ら、東京工科大学、2010年、第15回 WFOT World Congress／神保太樹ら、鳥取大学、「においスティック検査によるアルツハイマー症患者における嗅覚障害の臨床的特徴」、日本老年精神医学会誌 Vol11No,4、2011年

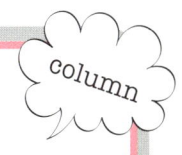

味覚

　今後は味覚テストも実施してみたいと思っています。高齢者が濃い味を好むようになるのは、味覚に異常をきたすからからではなく、過去における味覚の記憶が薄れ、さらに味覚に対する認知機能が低下するからだと思います。認知症になると食事や水分をとりたがらなくなるのも、このためではないかと考えています。

聴覚

　認知症の人には、高音難聴がよく見られます。高い音が聞こえにくくありませんか？　２人以上の人から同時に話しかけられても、聞き分けられますか？　音楽を何曲も重ねて聞いて、何の曲だか当てられますか？

触覚

　触覚についても、感覚が鈍っていないかチェックしてみましょう。昔、麻雀をやっていた人は、親指で牌(パイ)の表面をなでて種類を当てましたね。今でもわかるでしょうか？

視覚

　さらに新しい試みとして、視空間認知機能テストを用いて、認知症の早期発見ができないかと考えています。視空間認知機能テストとは、文字が見えるか否かを判別する視力テストではなく、たくさんの画像が重なり合う絵の中から目的の図形のみを見つけ出すテストです。

　高齢者になると視覚低下が目立ってきますが、眼球レンズの異常だけが原因とは限りません。脳は、眼に光として入った情報から、それが何であるかを判断する時、過去に見た図形パターンの記憶を呼び戻し、その中から当てはまるパターンとマッチングさせているのです。この過去の図形パターンの記憶がなくなれば、脳は初めて見る未知のものと判断します。

　小さな子どもや動物は、マンガを理解できません。マンガは文字と同じく一種の記号です。われわれは人の顔や動物の姿を極端にデフォルメして１つの記号ととらえ、それが何を意味するか、約束事として記憶します。次にそのマンガを見た時、その絵が何を意味するか、過去の記憶を呼び戻して認識します。小さな子どもに大きさや形が極端に変化した

五感を使って認知症を早期発見する方法 column

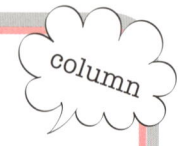

ものを見せると、まだこの約束事が学習されておらず、過去に見た記憶がないので、何を意味するかわかりません。しかし、自分が絵を描く時は、どんなに下手な絵でも自分なりに意味づけをしているので、その絵がお父さんを意味するのか、お母さんを意味するのか判別できます。逆に大人にはその約束事が学習されていないので、誰の顔だかわかりません。

そこで私は隠し絵を使ってテストしています。若者なら難なく絵の中に隠れている顔をすべて見つけられる程度の簡単な隠し絵です。しかし認知症の人は満点を取ることができません。興味深いことに、普通に日常生活を送っている人の中にも、隠し絵テストで低い点数を示し、異常に気づくことがあります。このような人は日常生活にまったく支障はなく正常ですが、潜在的に視空間認知機能低下を持っている可能性があります。

人間の眼は関心領域[*1]が極めて狭くできています。そのため漠然と全体を眺めているだけでは、特定のものを探すことはできません。何かを探そうと思ったら、見つかるまで視野スポットをあちこちに動かします。しかし視空間認知機能が低下している人は、関心領域をあちこちに動かすことが苦手です。ある1か所に集中してしまうと、視点を動かせなくなるからです。

このタイプは、生真面目で職人肌の人に多く見られます。思い込んだら一途に取り組み、周りが見えなくなりがちです。

私は、隠し絵テストをしていて偶然見つけたこのタイプの人が、今後どうなっていくのか、静かに観察しています。

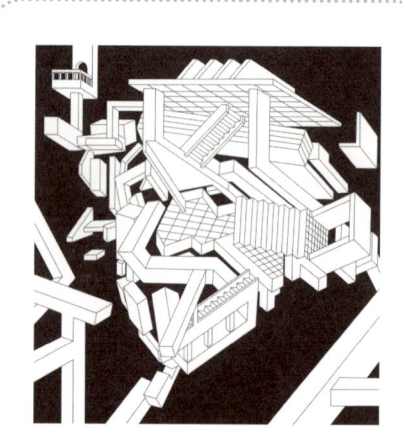

有名な物理学者の顔が見えますか？
© ueda21 - Fotolia.com

図表7　隠し絵の例

[*1] 関心領域：われわれの目は、眼球に入ってきた光すべてを画像情報として入力するが、脳はそれらをすべて認識しているわけではない。目から入った画像情報を何十分の一に分割して、それらを1つひとつ調べて、脳はその画像が何であるかを認識する。この何十分の一分割のことを関心領域という。関心領域に入らないと、目には映っていても、脳は何かを認識しない。つまり、目では見ていても、それが何かには気づかないのである。

認知症診断・治療における地域連携の流れ（東京都大田区の場合） *column*

　東京都大田区の三医師会（大森医師会、蒲田医師会、田園調布医師会）でつくった「認知症治療連携パス」について説明します。大田区の人口は約68万人、65歳以上の高齢者が約14万人、そのうち認知症有病率が10％といわれています。つまり大田区には、1.4万人の認知症患者がいることになります。以前は、大学病院や旧都立病院に患者が集中し、診察までに半年待たなければならない状況でした。

　大田区三医師会の会員で、かかりつけ医の役割を果たしている医師は700名ほどです。このかかりつけ医にも認知症診察を分担してもらうために、1次相談医、2次相談医、3次相談医を登録し、それぞれが連携しながら認知症診断・治療に当たる仕組みをつくりました。

● 1次相談医

　各医師会から毎年1名が、厚生労働省が定める認知症サポート医研修を受講するようにしました。サポート医が誕生したら、彼らが講師となり、地元医師会会員を対象に「認知症対応力向上研修」を開催しました。毎年、この研修を繰り返し、「認知症について勉強したかかりつけ医」を多く誕生させたのです。そして、「認知症について勉強したかかりつけ医」を「1次相談医」として登録し、名簿を作成して公表しました。

● 2次相談医

　次に、神経内科、脳神経外科、精神科を標ぼうし、CT・MRI等の診断機器を備えた医療機関を「2次相談医」として登録し、「1次相談医」からの紹介を受けたり、相談に乗るシステムをつくりました。

● 3次相談医

　より精密な検査診断を必要とする困難事例を扱う医療機関を「3次相談医」とし、認知症疾患医療センターに指定された旧都立病院（荏原病院）と、地域の大学病院（東邦大学医療センター大森病院）を登録しました。

　このような連携パスを用いることにより、より早期に認知症を発見し、早期治療に結びつけられるようになっています。

第5章

認知症3段階ケアで、介護者も高齢者も、みんなハッピーに！

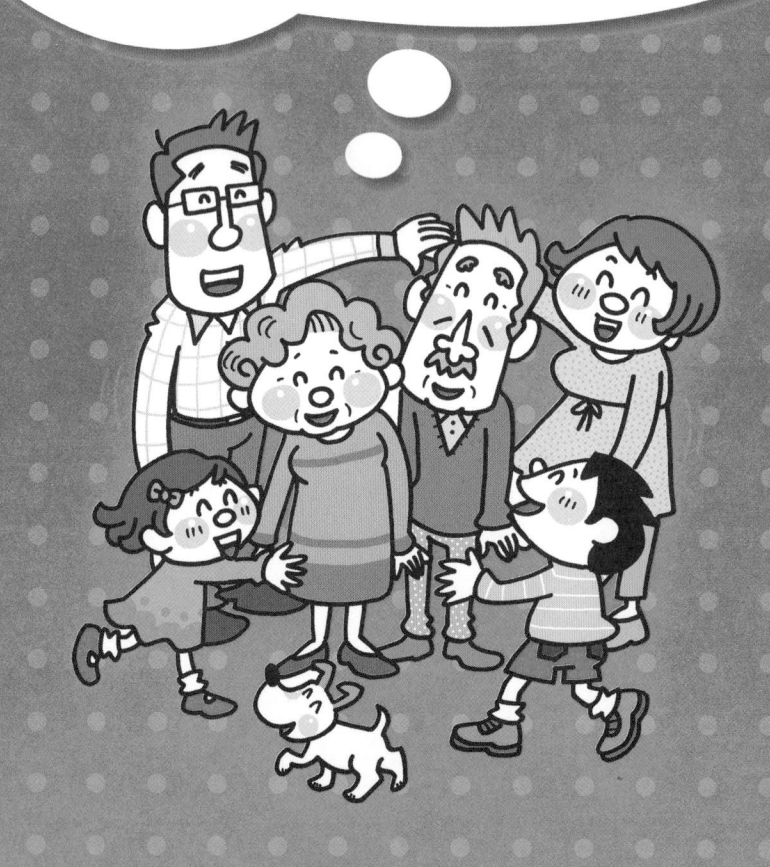

私は多くの認知症患者の観察・診断を重ねた経験を基に、
周辺症状（BPSD）を大きく３つの段階（混乱期、依存期、昼夢期）に分け、
各段階に適した治療方針を決定するようにしました。
これが「認知症３段階ケア」です。各段階に応じた対応をすることで、
周辺症状（BPSD）を速やかに改善できます。
混乱期には、睡眠障害が原因で
半覚醒状態になっていることが多くあります。
そのためせん妄状態となり、意識の混濁や混乱を引き起こし、
行動障害を呈するのです。まずは夜間の脳の興奮を静め、
ぐっすり眠ってもらうことが先決です。
混乱期をすぎて依存期に入ると、怒りっぽくなり、
大声を出したり、介護に抵抗したり、人を呼び続けたり、
甘えたりするようになります。
この状態がおさまり、患者が自分の世界に
浸りきっている時期が昼夢期です。
この時期は幻想が多く現れますが、怖いものでなければ、
特に改める必要はないかもしれません。
これらの段階は、患者の顔つきなどから、
比較的簡単に判断することができます。
ぜひ、日頃の介護に活用することで、
みんながハッピーになれる認知症ケアを目指しましょう！

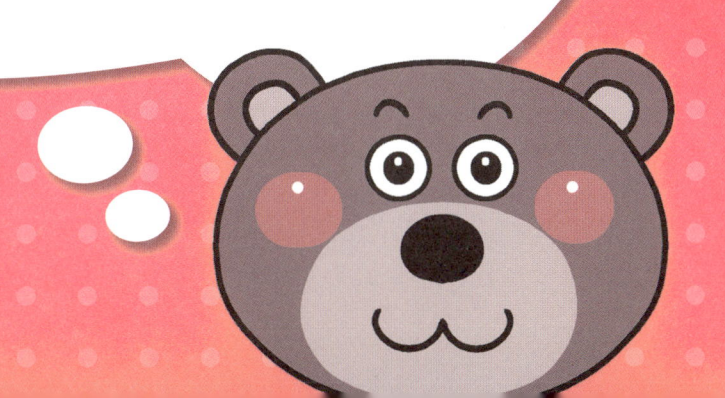

くまちゃん先生の認知症3段階ケア

患者の状態をわかりやすく伝える共通言語 = 混乱期・依存期・昼夢期

周辺症状（BPSD）の状態を示す共通尺度がほしい！

　周辺症状（BPSD）は、診察時間内に現れるとは限りません。むしろ専門医のいない夜間帯に多く発生します。かつては、朝、病院に行くたびに、夜勤明けの看護師から「昨夜、患者が暴れて大変でした」「夜になると目つきが変わり、眠ろうとしません。絶えず動き続け、ベッドから降りようとするなど、とても危険です」「夜になると大声を出して人を呼びます。何とかしてください」など、さまざまな報告を受けていました。看護師や介護職員は、とにかく「大変だ、大変だ」と訴えるばかりなので、患者がどのような状態だったのか正確に伝わってきません。私は「周辺症状（BPSD）の状態を図る共通の尺度はないものか？」と考えるようになりました。

　そこで患者の周辺症状（BPSD）の様子を、看護師や介護職員に絵で表現してもらいました。それらの絵の中の患者の顔には、いくつかの特徴がありました。眉間のしわに注目して見比べると、患者ごとに違って見えていた顔が、大きく3つのパターンに分類できることに気づいたのです。眉間にしわを寄せた怒りの顔、目じりが下がった困ったような顔、マイペースな笑顔です。

　これを着眼点として、アルツハイマー型認知症特有の周辺症状（BPSD）を、混乱期、依存期、昼夢期の3つの段階に分類してみたのが始まりです。

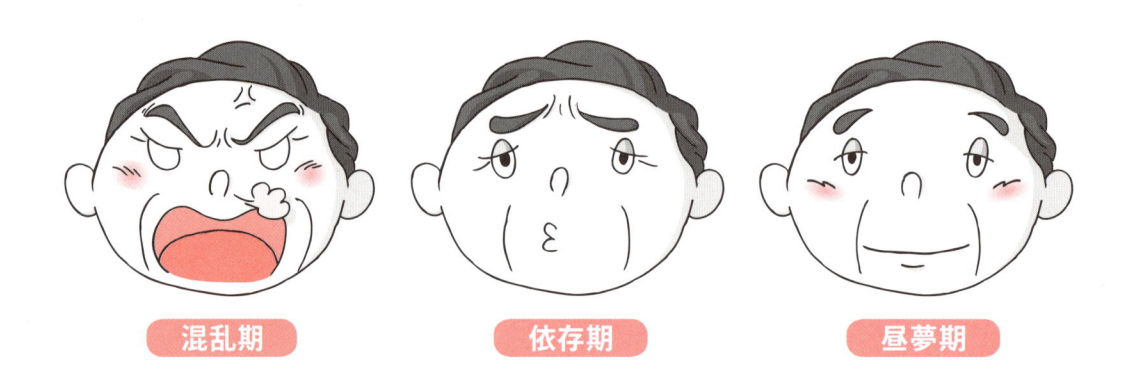

混乱期　　　依存期　　　昼夢期

患者の心理状態から周辺症状（BPSD）を3段階に分類

　さらに、周辺症状（BPSD）が見られた患者を観察した看護師や介護職員に、その時の患者の顔はどのパターンに似ているかを尋ねるようにしました。すると、暴れたり、不穏多動（落ち着きがなく、絶えず身体を動かしている状態）と報告された患者には、眉間にしわを寄せて困惑していたり、目がつり上がっている時と、瞼が下がり気味で、さみしそうな顔をしている時があることがわかりました。夜寝ない場合も、何かに脅えているような不安な顔つきをする時と、苦痛はなく退屈で寝つけないだけの時があることがわかってきました。

　そこで、暴れるとか夜寝ないといった現象面からではなく、本人の心理状態を察することに注力しました。すると、せん妄状態ではないのか、欲求不満のはけ口として暴れているのではないか、昼間寝ているから夜眠くないのではないのか、睡眠障害があるため寝つけないのではないか、寝られないから退屈で声を出したり音を立てたりしているのではないのか——など、さまざまな原因を考えることができました。

　このような経験を積み重ねることで、周辺症状（BPSD）の3段階の分類をつくり上げました。これにより、認知症を専門としない医師・看護師・介護職員も使える、「患者の状態をわかりやすく伝えることができる共通言語＝混乱期・依存期・昼夢期」ができたのです。

薬物療法のやめどきの判断　column

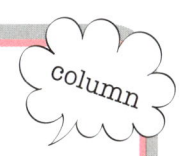

　アルツハイマー型認知症の自然経過では、後期へと進行することにより、患者に身体症状が出現します（20ページ図表4参照）。後期になると、いつも眠気が残り、不活発で動きが少なくなります。さらに進むと痰がらみが増え、誤嚥することが多くなります。これらは認知症後期に多い症状ですが、周辺症状（BPSD）の治療を目的とした抗精神薬や抗てんかん薬を投与することにより、自然経過の時計の針が急速に進み、初期であってもこれらの症状が現れることがあります。このような場合、投与している薬の量が多すぎるか、周辺症状（BPSD）はすでに改善しているにもかかわらず、不要になった薬物を投与し続けているため、過剰鎮静（薬の効きすぎで眠気が残る）に陥っている、と考えます。投与している抗精神薬や抗てんかん薬を、速やかに減量もしくは中止すべきです。

混乱期・依存期・昼夢期の経過

　混乱期・依存期・昼夢期の3段階は、混乱期から依存期へ、依存期から昼夢期へ、と進む大きな流れがありますが、途中で間違った対応をすると、途端に逆戻りするようです。間違った対応とは、各段階に適さない投薬や介護のことです。

　具体的には、混乱期をすぎて依存期に入っているにもかかわらず、いつまでも抗精神薬の投薬を続けていると、傾眠状態になったり、痰がからんだり、誤嚥しやすくなります。そこで抗精神薬を中止すると、依存期に対する治療薬を投与していないため、怒りっぽくなったり、介護に抵抗したり、暴力をふるったりします。再び抗精神薬を投与すると、また傾眠状態になり、痰がからんだり、誤嚥しやすくなることを繰り返します。

　このように**治療がうまくいかない原因は、3段階の分類とその時期の見極めができていないから**です。

　介護においても、混乱期は本人の行動を阻止するよりも、自由にさせる方針を立てます。決して真正面から本人の行動を抑制してはいけません。

　ところが依存期に入ると、今度は打って変わって人の姿を探し求めます。誰かがそばにいないと落ち着かなくなります。そのため、常に誰かの姿が見え、声が聞こえる状態にする必要があります。依存期は患者に接し続ける必要がある点が、混乱期とはまったく違うのです。

　次のページから、各段階の特徴と、ケアのポイントを解説します。患者の心理状態に合ったケアを行うことが、周辺症状（BPSD）の改善につながります。

家族の間違った対応　column

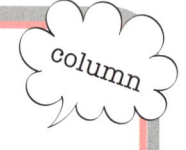

　ある患者は、病院を自分の家だと思い込み、スタッフを家族だと思い込んでいました。それを不満に思った家族は、「ここは自宅ではありません、病院ですよ。ここのスタッフは家族ではありません。私たちが家族です」といいました。この言葉により、患者は夢の世界（昼夢期）から覚めて、現実の世界に引き戻されてしまいました。患者は家族に「ここが自宅でないなら、家に帰りたい。連れて帰ってくれ」と訴えました。しかし家族は「それはできません」と断わり帰宅しました。その日の夜、長らく落ち着いていた患者に、再び混乱期が訪れました。

くまちゃん先生の認知症 3 段階ケア ❶
混乱期

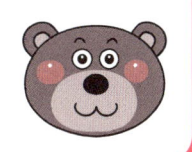

脳は疲れているのに、身体は目覚めている状態

　混乱期の患者は、眉間にしわを寄せて何かに脅えていたり、焦燥感にかられて何かから逃れようとしているように見えます。特に、夜間せん妄がある時によく見られる状態です。

　混乱期に多く発生する夜間せん妄は意識障害の一症状で、原因はさまざまです。多くは、前日の睡眠不足から翌日に傾眠状態に陥り、脳は疲れているのに、身体は目覚めているという、脳と身体の状態の不一致が原因と考えられます。眠いのに無理やり起こされているので、不機嫌になります。頭がボンヤリしているため、何か尋ねられても、わけのわからない返事をして、介護者と十分な意思疎通が図れません。

　不眠治療を目的とした超短期型睡眠導入剤の投与は、不眠を改善しないばかりか夜間せん妄を引き起こすことさえあるので、効果が見られなければ医師に報告し、ただちに中止してもらうべきです。

混乱期に頻出する"もの盗られ妄想"

　被害妄想が原因で、行動障害を起こしている場合もあります。最も頻度が高いのは、もの盗られ妄想です。財布を置き忘れたり、しまい忘れたりして見つからないと、誰かに盗られた、と思い込むのです。しかも、最も身近で介護している人がやったのではないか、と疑います。

　「嫁が財布を盗んだ」というのは、よくある被害妄想の1つです。このような間違った考えが頭から離れなくなると、嫁を責めます。そして、否定されると納得せず、遠くに住む娘に窮状を訴えます。事情を知らない娘は、「お義姉さんがそんなことをするなんて」と怒り、嫁を糾弾します。こうなると嫁姑争いから姉妹争いにまで発展していきます。

　この場合の対策は、介護者が妄想内容を一緒に確認して訂正することです。まずは原

第5章　認知症3段階ケアで、介護者も高齢者も、みんなハッピーに！

因を取り除くことから始めましょう。絶対にやってはいけないことは、間違いを正そうと患者を正面から批判することです。批判された患者は、最初の原因を忘れて、怒られたり批判された不快感だけが記憶に残ります。嫁から逃げなくては、と思うかもしれません。

混乱期の周辺症状（BPSD）は自己防衛の現れ

混乱期の患者は、何かの脅威から逃げようとしています。安全確保のために、介護者は患者の行動を阻止しようとしますが、そのようなことをする介護者は、患者から見れば敵です。患者は、敵の攻撃から身を守るために、精いっぱいの抵抗をしているのです。それが暴力や、介護への抵抗となって現れます。

混乱期のケア

混乱期は、可能な限り患者の好きにさせておくのが理想です。しかし、患者の身が危険にさらされる場合（夜間に車の多い通りを歩こうとする、歩けないのにベッドから降りようとする、車いすから立ち上がろうとする、など）には、患者を保護しなければなりません。その時は、患者の目の前に立ちふさがって行動を阻止するのではなく、患者の視線に入らないように後ろに立つか、両脇を抱えるようにして患者の身体を保護します。

混乱期は、患者にかなりの苦痛とストレスがあります。薬を使うのは患者の身体によくないとためらっていると、症状はますます悪化します。速やかに薬物治療を検討すべきと考えます。まずは、認知症治療を専門とする医師に相談しましょう。

よく高齢者の安全を考えて超短期型睡眠剤が投与されますが、半減期（体内に残る薬の成分が半分になるまでの時間）が短いためすぐに目覚めてしまい、一度目覚めると、かえって眠れなくなります。私の経験では、極少量の抗精神薬か中期型睡眠薬を少量投与した方がよく眠れるようです。

これらの薬は混乱期が治まったら、いつまでも投与を続けるべきではありません。症状の改善を医師に報告し、速やかに減量してもらい、投薬を中止しても再び混乱期に戻らないことが確認できれば完全に中止してもらいます。典型的なアルツハイマー型認知症であれば、混乱期は早ければ数日、遅くても1週間くらいで鎮静します。

混乱期のポイント&周辺症状

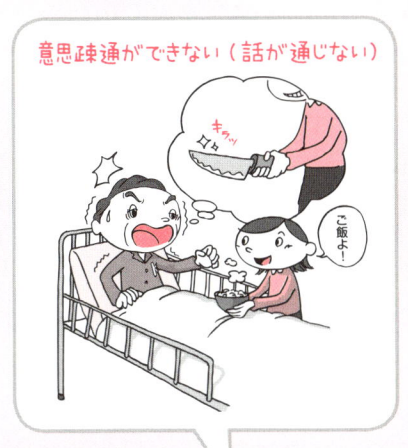

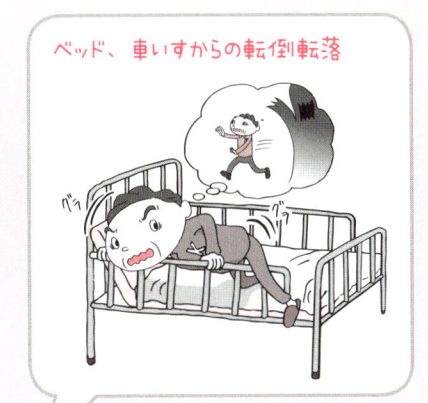

意思疎通ができない（話が通じない）

ベッド、車いすからの転倒転落

眉間に縦じわが寄っている。

眉が吊り上っている。

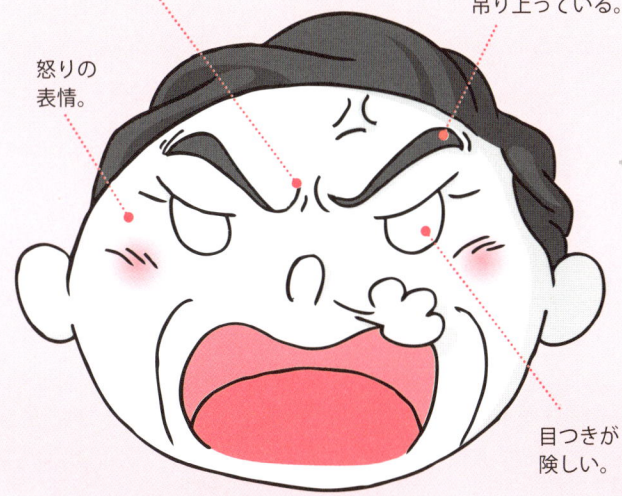

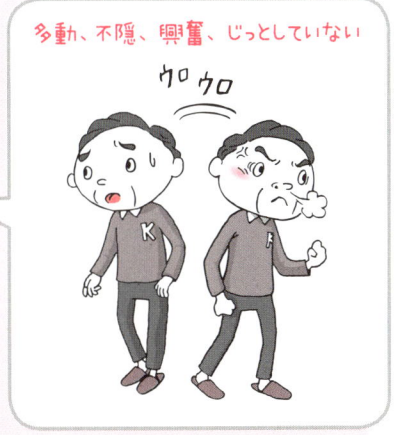

多動、不穏、興奮、じっとしていない

ウロウロ

怒りの表情。

目つきが険しい。

幻覚や妄想による不安、混乱、多動、不穏。

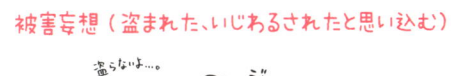

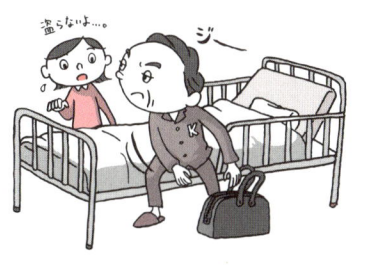

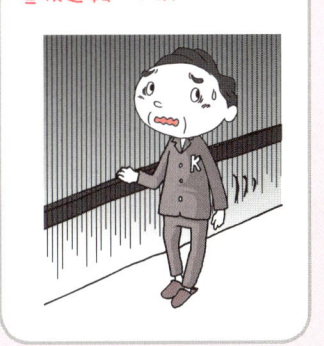

昼夜逆転、不眠

被害妄想（盗まれた、いじわるされたと思い込む）

第5章　認知症3段階ケアで、介護者も高齢者も、みんなハッピーに！

くまちゃん先生の認知症 3 段階ケア❷
依存期

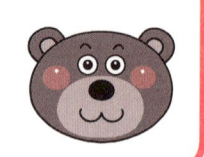

第5章　認知症3段階ケアで、介護者も高齢者も、みんなハッピーに！

依存期の周辺症状（BPSD）は甘えの現れ

　混乱期をすぎると、患者の意識は、はっきりしてきます。すると暴力をふるったり、怒ったり、大声を出したり、介護に抵抗したりすることがあります。混乱期との違いは、意識がはっきりしていて、介護者と意思疎通が十分に図れる点です。混乱期の患者は、自分のしていることがわからないのに対して、依存期では、わかってやっている点が違います。また、同じように怒っている状態であっても、混乱期は一方的な怒りであるのに対し、依存期は怒っている対象が明確で、怒りの原因や要求をしつこいほど訴えてくる点が、大きく異なります。

　怒る、大声を出すなどの行動は、前のことを記憶できないために、未来に対して不安になり引き起こされます。さらに忍耐力も低下するため、我慢できない、あるいは甘えているのだ、と考えました。そこで私はこの時期を「依存期」と命名しました。

　興味深いのは、介護に抵抗したり怒ってばかりいる人も、大声を出したり音を立てたりする人も、めそめそ泣いたりさみしくて甘えたりする人も、みな同じ時期に分類できることです。

依存期のケア

　依存期の介護では、患者の不満やさみしさの原因を追究して取り除くようにします。さらに、患者を一人にしない、人の声の届く所にいさせる、頻繁に接触する、などを心がけます。この時期は混乱期に比べると長く、数週間から数か月にわたって続くこともあります。

　依存期になったら、抗精神薬は中止し、抗てんかん薬に切り替えた方がよいでしょう。症状が長引けば、少量の抗てんかん薬投与を検討すべきです。

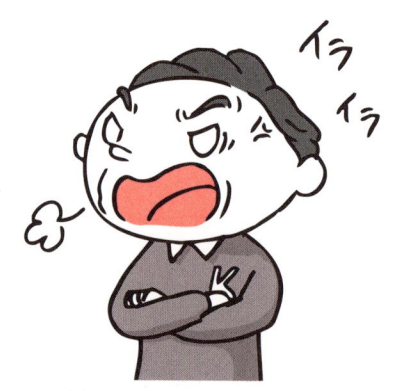

忍耐力の低下により、怒りやすくなったり、興奮状態が爆発することも。混乱期は一人で一方的に怒っているが、依存期は怒りの対象や要求が明確。

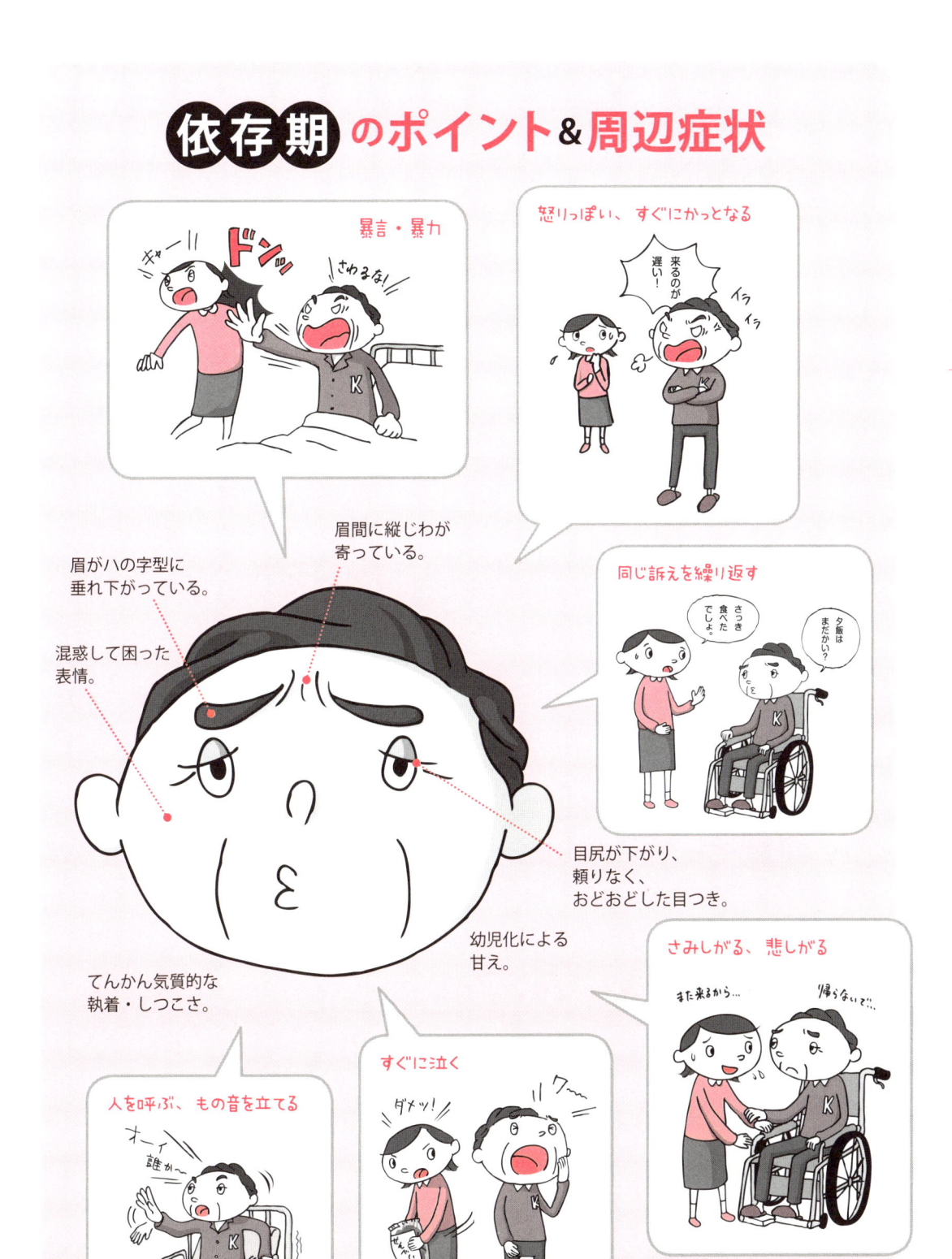

依存期 のポイント&周辺症状

暴言・暴力
キャー！！ ドン！！ さわるな！！

怒りっぽい、すぐにかっとなる
来るのが遅い！ イライラ

- 眉間に縦じわが寄っている。
- 眉がハの字型に垂れ下がっている。
- 混惑して困った表情。
- 目尻が下がり、頼りなく、おどおどした目つき。
- てんかん気質的な執着・しつこさ。
- 幼児化による甘え。

同じ訴えを繰り返す
さっき食べたでしょ。 夕飯はまだかい？

さみしがる、悲しがる
また来るから… 帰らないで…

人を呼ぶ、もの音を立てる
オーイ誰か〜 ガタガタ

すぐに泣く
ダメッ！ シクシク

第5章 認知症3段階ケアで、介護者も高齢者も、みんなハッピーに！

くまちゃん先生の認知症 3 段階ケア ❸
昼夢期

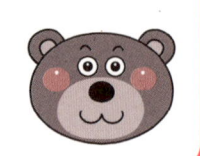

周辺症状（BPSD）が落ち着き、夢見がちな状態に

　混乱期や依存期をすぎて周辺症状（BPSD）が沈静化すると、患者は、自分の空想の世界で本当に生きていると思い込むようになります。例えば施設や病院を自分の家だと思ったり、介護者を家族だと思ったり、今の自分が実際の年齢よりも若いと思い込んだりします。

　幻覚や幻視として、ないものが見えることもあります。恐怖を伴う幻覚でなければ、薬物治療は必要ないでしょう。

昼夢期のケア

　昼夢期（ちゅうむ）の患者に対しては、無理に幻覚を否定したり妄想を否定したりせず、患者が夢から覚めてしまわないようにします。みんなで、患者の夢の中の登場人物になるのです。こうすることで、患者は落ち着いた療養生活を送ることができます。

　今のところ認知症は治ることがありません。徐々に進行していきます。ならば患者が病気を忘れて、健康だった頃の自分に戻ったかのように振舞うことを否定せず、無理に夢を覚ますようなことはしなくてもよいのではないでしょうか。

　昼夢期は長く続きますが、それでよいと思っています。そのため、抗てんかん薬をはじめ、精神神経系薬剤を中止します。これはあくまでも私の個人的経験に基づく治療方針です。

昼夢期 のポイント&周辺症状

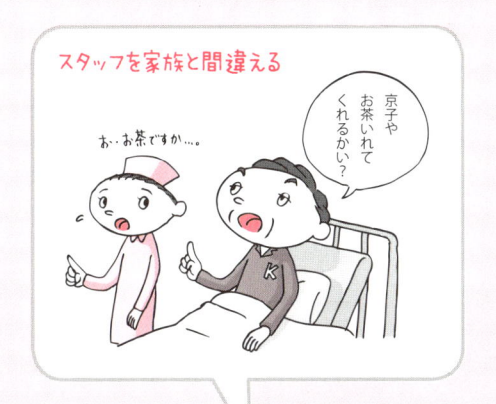

スタッフを家族と間違える
「京子やお茶いれてくれるかい？」
「お…お茶ですか…。」

病室を自分の家だと思う
「我が家がイイネ～」

独り言をいう（誰かと話している）

一人遊びをしている
「お父さん何してんの？」

幻覚幻視（怖くないものが見える）
「お嬢さんいくつ？」
「お父さん誰と話してるの？」

- ボンヤリした、平和そうな表情。
- 眉間のしわはなくなる。
- マイペースな笑顔。
- 自分の世界に生きており、周囲の状況を理解できない。

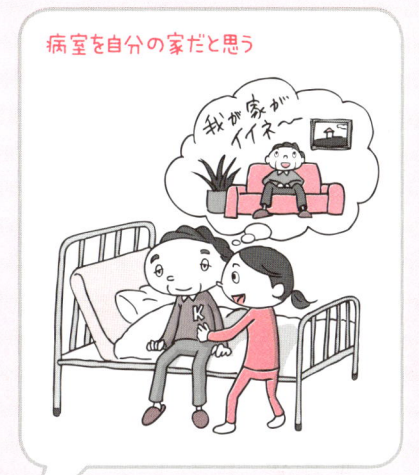

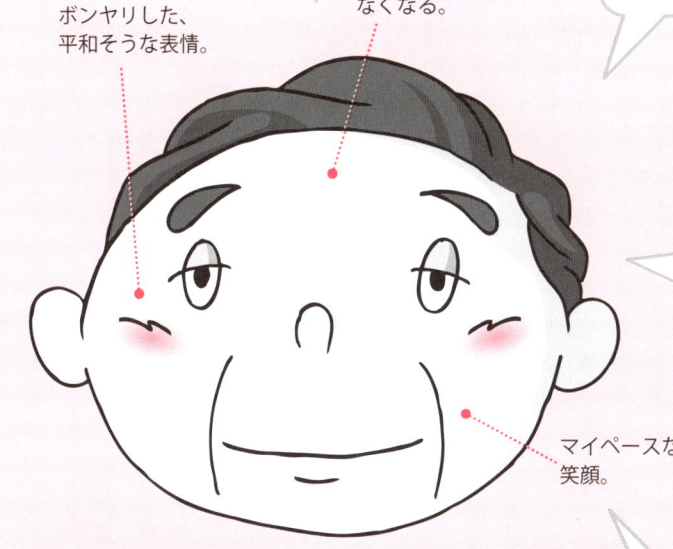

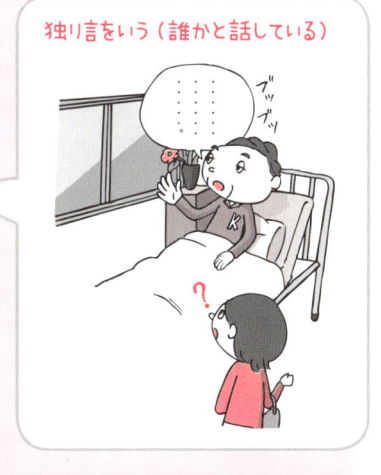

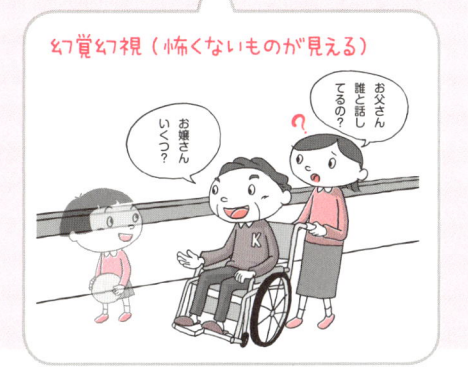

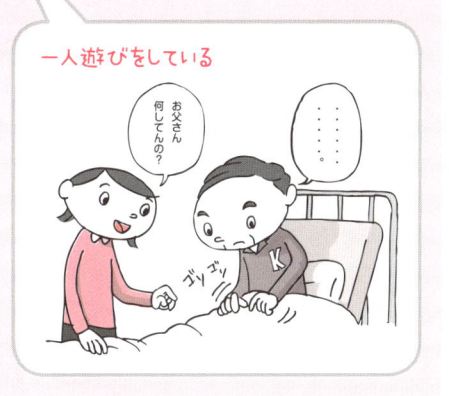

第5章 認知症3段階ケアで、介護者も高齢者も、みんなハッピーに！

第6章
アルツハイマー病以外の認知症

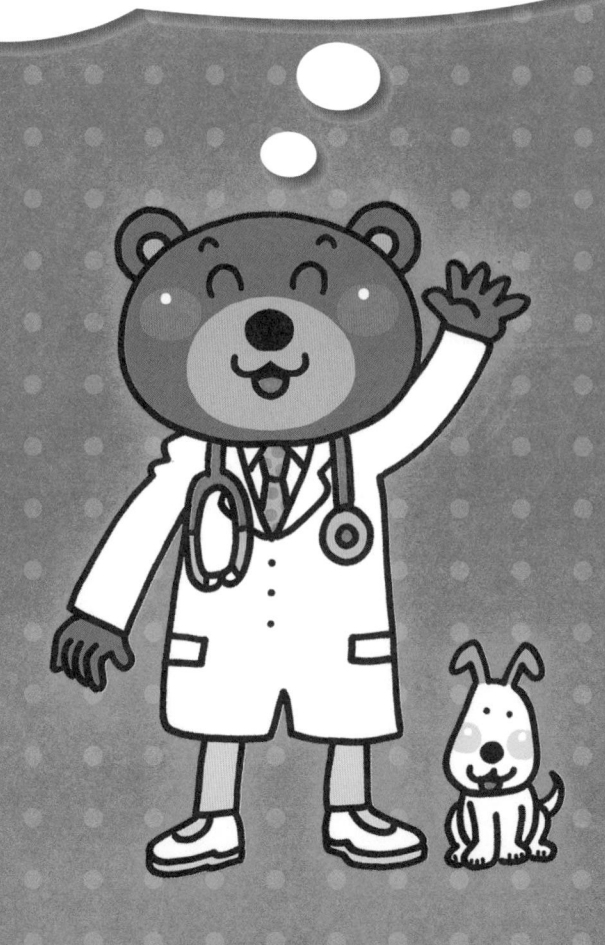

第5章で紹介したように、「認知症3段階ケア」を用いることによって、

アルツハイマー型認知症の周辺症状（BPSD）は

かなり短期間に改善し消失することがわかりました。

しかし時には、うまくいかない症例にぶつかります。

認知症の3段階（混乱期、依存期、昼夢期）に当てはまらなかったり、

選択した治療法がなかなか効果を上げなかった場合には、

アルツハイマー型認知症と仮診断した最初の段階に戻り、

「アルツハイマー型認知症ではなさそうだ。

では、何が原因だろうか？」 と考えて、

アルツハイマー型認知症以外の認知症

（レビー小体型認知症、前頭側頭型認知症、脳血管型認知症など）を疑います。

そして、それぞれに適した治療法を選択し、

効果があればその病気である可能性が高い、

と考えるようにするとよいでしょう。

アルツハイマー型認知症は、認知症疾患の中で最も多く、

約60％を占めます。残りはレビー小体型認知症、前頭側頭型認知症、

脳血管型認知症およびそのほかの分類といわれています。

そのほかの分類の中には、

嗜銀顆粒性認知症や神経原線維変化型老年期認知症など、

悪化しない良性の認知症も含まれます。

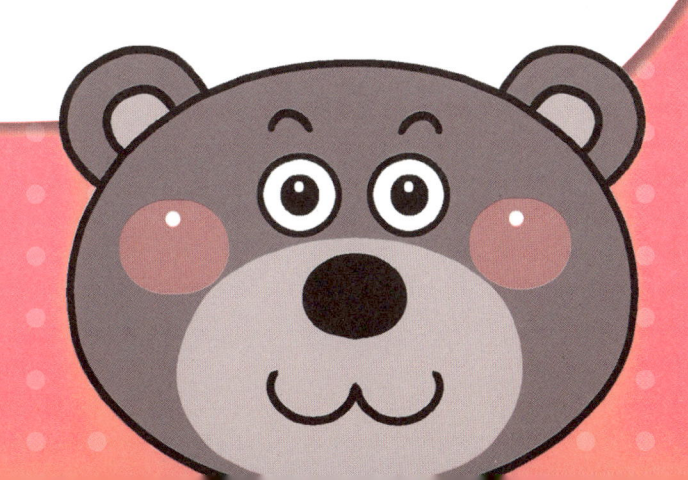

1 レビー小体型認知症

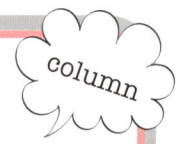

　レビー小体型認知症は、レビー小体病という大きな病気の1つといわれています。レビー小体病には、パーキンソン病も含まれます。つまり、レビー小体型認知症とパーキンソン病は同じ分類の病気で、侵される脳の場所によって、どちらかに分かれていくということです。そのため、レビー小体型認知症とパーキンソン病はよく似た経過と症状を呈し、鑑別が難しいのです。

特徴

　レビー小体型認知症の患者の症状の現れ方は、アルツハイマー型認知症の自然経過（20ページ図表4参照）とはやや異なります。

　アルツハイマー型認知症では、病気の初期に身体機能低下をきたすことはまれで、比較的活発に活動します。そのため、徘徊や周辺症状（BPSD）を引き起こすのです。気分的にもやや躁状態に近い高揚感があるようです。これを陽性症状といいます。

　これに対してレビー小体型認知症では、初期からさまざまな身体症状が出そろいます。例えば、転倒しやすい、表情が乏しく抑うつ症状が見られる、パーキンソン病のように身体が硬くなる、などです。これを陰性症状といいます。

　さらに特徴的なのは幻視です。小さな生きものや小人が見える、家の中に知らない人がいる、などと訴えます。恐怖を感じるような存在ではないことが多いようです。患者は、「みんなには見えないのよね」と、周りの人には見えていないことを理解しています。

　また、はっきりした声で寝言を言い続け、寝たまま身体を激しく動かすレム睡眠[*1]時

> **column**
>
> ### 🐻 レビー小体型認知症の治療薬
>
> 　レビー小体型認知症に対して、保険で認められた治療薬はありません。右ページの症例で挙げた抑肝散（よくかんさん）（漢方薬）もリバスチグミン（貼るタイプの抗認知症薬）も、保険適用はありません。また、レビー小体型認知症の周辺症状（BPSD）に対して抗精神薬を投与すると、すぐに効きすぎて、いつまでも眠り続ける、血圧が下がる、無呼吸が起こる、などの症状が出ることがあるので、注意が必要です。

に行動障害が現れます。レビー小体型認知症では、この睡眠時期に、夢を見ながら起き上がり身体を動かしてしまうのです。覚醒後は、そのことをまったく覚えていません。このような症状のある認知症は、レビー小体型である可能性が高いでしょう。

レビー小体型認知症の症例

　Aさんは元来神経質な性格で、胃潰瘍を繰り返していました。20年前から抑うつ傾向が見られ、精神科に通っていました。10年前から転倒しやすくなりました。

　最近は身体が硬くなり、表情も暗く、あまり感情を表に出さなくなりました。この頃、神経内科を受診してパーキンソン症候群[*2]と診断されています。

　最近、じっと窓の外をにらんでいることがあり、どうしたのかと尋ねると、「男の人が家の中をのぞいている」と答えました。家族が家の外を確認しても、人の姿はありません。何度か同じように「男の人がいる」との訴えが続きました。さらに今度は「家の中に小さな子がいるけど、誰？」と家族に尋ねました。家族はAさんが幻覚を見ているのではないかと思い、認知症外来を受診したところ、レビー小体型認知症の疑いがあるといわれました。

　さっそく今まで服用していた抗うつ薬や抗パーキンソン薬を中止し、レビー小体型認知症に効果があるといわれている漢方薬（抑肝散）を飲み始めました。するとAさんの幻覚の訴えは徐々に減っていきました。

　顔つきに明るさが戻り、表情も豊かになってきたので、レビー小体型認知症の診断で間違いなさそうだと診断され、貼るタイプの抗認知症薬（リバスチグミン）を開始しました。Aさんはどんどん元気になり活発さも戻ってきましたが、身体の硬さが目立ち、動きにくいようでした。そこで、中止していた抗パーキンソン薬の1つをごく少量投与したところ、「とても動きやすくなった」と喜んでいます。

---

*1 レム睡眠：レム（REM）とはRapid Eyes Movementの略。人は夢を見ている時、眼球が激しく動く。このような睡眠時期をレム睡眠と呼ぶ。

*2 パーキンソン症候群：①パーキンソン病と確定診断がつく前の段階、②脳血管障害等が原因で二次的にパーキンソン病と同じ症状を呈する場合、のどちらかを指す。②の場合は、パーキンソン病ではない。

2 前頭側頭型認知症

　ピック病（従来は独立した疾患として扱われていた）や前頭側頭型認知症などを含めた大きな分類である前頭側頭疾患の1つで、原因は不明です。性格異常や反社会的行動を特徴とした病気として知られていましたが、最近は高齢者にも見られるようになってきました。

特徴

　前頭側頭型認知症は、一言でいうと「手に負えない」といった感じの認知症です。身体的にはあまり異常が見られず、元気な人が多いようです。もの忘れなどの記憶障害よりも、行動障害が前面に出てきます。行動障害とは、非常識・反社会的行為です。例えば店の前に陳列してある商品を突然食べ出したり、展示品を勝手に持って行ったり、自動ドアを蹴飛ばしたり、道路で寝込んだりします。

　アルツハイマー型認知症では、このような行動障害を起こしている時は、せん妄などの意識障害を伴っているため、意思疎通できないのが普通です。しかし前頭側頭型認知症の場合、意識障害はなく、本人は冷静で興奮もしていません。むしろ周りの人間の方が興奮しており、本人はそれを楽しんでいるかのようです。

　まだエビデンス（科学的根拠）のある有効な治療法は確立されていませんが、私の経験では抗うつ剤や抗てんかん薬が有効でした。ただし、保険適用はありません。

前頭側頭型認知症の症例

　Bさんは、5階建ての公団アパートで一人暮らしをしています。部屋の中はゴミだらけで悪臭が漂い、足の踏み場もありません。冷蔵庫の中は腐ったものばかりで、よくお腹を壊さないものだと首をかしげたくなります。昼夜を問わず部屋の中で大声を上げますが、近隣住民が注意しても聞き入れません。役所の職員が訪ねても、ドアを開けません。

　意味不明の動作を繰り返したり、同じ言葉をこだまのように繰り返したりします（常同行動）。顔つきは無表情で、無感動・無関心といった様子です。Bさんには病気であるという自覚はまったくなく、世間に対して迷惑をかけているとも思っていません。自分は勝手に好きなように暮らしているのに、何で周りの人たちは文句ばかりいうのかと憤りを感じています。これでは周囲は、たまったものではありません。

3 脳血管型認知症

　脳血管障害が先行し、その後、二次的に認知機能が低下したものを脳血管型認知症といいます。脳CTでは、脳深部に多発性脳梗塞や大脳白質の萎縮が目立ちます。多発性脳深部梗塞が見られる患者の中には、はっきりした麻痺や障害がないにもかかわらず、認知障害が見られることがあります。転倒しやすく、尿便失禁があり、表情がボンヤリしている印象を受けることもあります。

　慢性硬膜下血腫、栄養障害、内分泌疾患など、原因がはっきりしている二次的な認知症との鑑別が重要になります。原因がわかれば治療が可能なので、治癒する場合もあるからです。

　脳血管型認知症は、あまり特徴的な症状や自然経過を呈さないので、脳血管障害にアルツハイマー型認知症を合併しているのか、脳血管型として独立した認知症なのか、区別がつかないことがあります。

　抗血小板剤や脳循環改善薬が認知障害を改善するといわれてます。

4 若年性アルツハイマー病

　65歳未満で発病するアルツハイマー型認知症を特に若年性アルツハイマー病と呼びます。高齢者に発症する認知症と同じ病気といわれていますが、なぜ若くても発病するのかは、わかっていません。

　高齢者に見られるアルツハイマー型認知症との違いは、記憶障害が明らかになってからでも、患者本人に病気の自覚があるという点です。ただし高齢者よりも病気の進行スピードは倍以上早いので、最初は病気を自覚していても、病気の進行に従って自覚できなくなる日がすぐに訪れます。

　今は完治させる治療薬がありません。今後の研究・開発が期待されます。

5 良性の認知症

　アルツハイマー型認知症と診断されながら、認知機能低下がある段階で止まり、あまり進行しないタイプの認知症があります。これらは、亡くなってからの病理解剖によって、嗜銀顆粒性(しぎんかりゅう)認知症や神経原線維変化型老年期認知症と判明することがあります。つまり、生前にはアルツハイマー型認知症と区別がつかなくても、良性の認知症で進行しない可能性もあるということですから、悲観は禁物です。

　今後、このタイプの患者を調べることで、アルツハイマー型認知症治療のヒントが見つかるかもしれません。

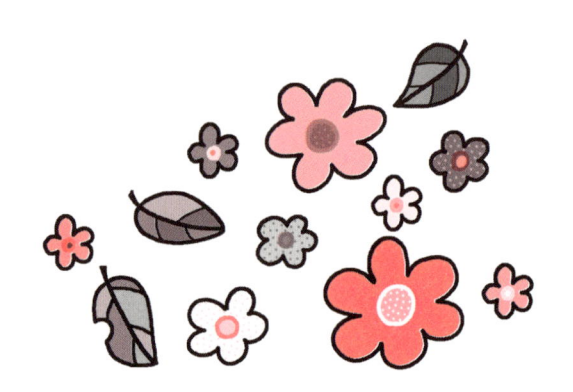

資料

認知症疾患医療センター 一覧

認知症疾患医療センターの主な役割

　各都道府県が指定する「認知症疾患医療センター」は、認知症専門医を置き、高度な診療に当たる医療機関です。認知症の人が地域で安心して生活できるよう、医療機関同士、さらには医療と介護の連携の推進役となり、地域の支援体制の充実を図ります。

① 専門医療相談の実施
　医療相談室を設置し、認知症に関する専門知識を有する精神保健福祉士等を配置。本人、家族、関係機関（地域包括支援センター、区市町村、保健所・保健センター、介護保険事業所等）からの認知症に関する医療相談に対応するとともに、状況に応じて適切な医療機関等の紹介を行います。

② 認知症の診断と対応
　認知症の医学的診断だけでなく、日常生活の状況や、ほかの身体疾患の状況も踏まえ、総合的に評価を行うとともに、関係機関と情報の共有化を図り、医療・福祉・介護の支援に結びつけていきます。診断には、かかりつけ医からの紹介・予約が必要な場合があります。

③ 身体合併症・周辺症状（BPSD）への対応
　認知症の人の身体合併症および周辺症状（BPSD）の治療について、認知症疾患医療センターで受け入れるほか、地域の認知症にかかわる専門医療機関、一般病院や精神科病院等と緊密な連携を図り、地域全体で受け入れる体制をつくっていきます。

④ 地域連携の推進
　地域の医療機関、地域包括支援センター、区市町村、保健所・保健センター等の関係機関、家族介護者の会との連携を図るため、協議会等を開催し、地域において関係者が密接に連携するネットワークづくりに向けた検討を行います。

⑤ 専門医療、地域連携を支える人材の育成
　専門的な知識・経験を有する医師・看護師の育成に努めていくとともに、地域においては、かかりつけ医の認知症対応力の向上を図るための研修等に取り組みます。

⑥ 情報発信
　認知症に関する正しい知識を理解するための情報発信を行います。

認知症疾患医療センター 一覧　資料

都道府県	医療機関名	電話番号
北海道	道央佐藤病院	0144-68-2727
	砂川市立病院	0125-54-2131
	恵愛病院	0143-87-0100
	三愛病院	0143-83-3207
	伊達赤十字病院	0142-23-2211
青森県	青森県立つくしが丘病院	017-788-2988
	弘前愛成会病院	0172-34-7111
	青南病院	0178-27-2016
岩手県	岩手医科大学附属病院	019-652-7411
宮城県	三峰病院	0226-23-1211
山形県	篠田総合病院	023-623-1711
	佐藤病院	0238-40-3170
	日本海総合病院	0234-26-2001
茨城県	日立梅ヶ丘病院	0294-35-2764
	栗田病院	029-298-1396
栃木県	獨協医科大学病院	0282-87-2251
	足利富士見台病院	0284-62-2448
	烏山台病院	0287-82-2739
群馬県	群馬大学医学部附属病院	027-220-8047
	内田病院	0278-24-5359
	上毛病院	027-266-1814
	老年病研究所附属病院	027-252-7811
	サンピエール病院	027-347-4477
	篠塚病院	0274-20-1103
	岸病院	0277-54-8949
	西毛病院	0274-63-8120
	田中病院	0279-54-5560
	原病院	0270-74-0633
埼玉県	秩父中央病院	0494-22-9366
	武里病院	048-738-8831
	毛呂病院	049-276-1486
	西熊谷病院	048-599-0930
	戸田病院	048-433-0090
千葉県	袖ヶ浦さつき台病院	0438-63-1119

都道府県	医療機関名	電話番号
千葉県	千葉大学医学部附属病院	043-226-2736
東京都	順天堂大学医学部附属順天堂医院	03-5684-8577
	荏原病院	03-5734-7028
	東京都立松沢病院	03-3303-7211
	浴風会病院	03-5336-7790
	東京都健康長寿医療センター	03-3964-1141
	大内病院	03-5691-0592
	順天堂大学医学部附属順天堂東京江東高齢者医療センター	03-5632-3180
	平川病院	042-651-3132
	立川病院	0120-766-613
	杏林大学医学部付属病院	0422-44-0634
神奈川県	東海大学医学部付属病院	0463-93-1121
	久里浜医療センター	046-848-1550
新潟県	三島病院	0258-42-3400
	柏崎厚生病院	0257-23-1234
	黒川病院	0254-47-2640
	高田西城病院	025-523-2139
	ゆきぐに大和病院	025-777-2111
富山県	魚津緑ヶ丘病院	0765-22-1567
	谷野呉山病院	076-436-2324
石川県	石川県立高松病院	076-281-2600
	加賀こころの病院	0761-72-7031
福井県	敦賀温泉病院	0770-23-8210
	松原病院	0776-28-2929
山梨県	山梨県立北病院	0551-23-5435
	日下部記念病院	0553-22-0536
長野県	飯田病院	0265-22-5150
	安曇総合病院	0261-62-3166
	佐久総合病院	0267-82-3131
	駒ヶ根病院	0265-83-3181
	北信総合病院	0269-22-2151
	諏訪湖畔病院	0266-27-5500
岐阜県	岐阜病院	058-247-2118
	黒野病院	058-234-7038

認知症疾患医療センター 一覧　資料

都道府県	医療機関名	電話番号
岐阜県	大垣病院	0584-75-5031
	のぞみの丘ホスピタル	0574-27-7833
	慈恵中央病院	0575-79-3038
	大湫病院	0572-63-2397
	須田病院	0577-72-2213
静岡県	NTT東日本伊豆病院	055-978-2558
	掛川市立総合病院	0537-22-2378
愛知県	国立長寿医療研究センター	0562-46-2311
三重県	松阪厚生病院	0598-29-4522
	三重県立こころの医療センター	059-235-2125
	東員病院	0594-41-2383
滋賀県	瀬田川病院	077-543-1441
	琵琶湖病院	077-578-1943
	豊郷病院	0749-35-5345
	水口病院	0748-63-5430
京都府	舞鶴医療センター	0773-62-1710
	京都府立医科大学附属病院	075-251-5566
	京都府立洛南病院	0774-32-5960
大阪府	水間病院	072-446-8102
	さわ病院	0120-004-142
	山本病院	072-949-2331
	大阪さやま病院	072-365-1875
	新阿武山病院	072-693-1892
	東香里病院	072-853-0540
兵庫県	兵庫医科大学病院	0798-45-6050
	兵庫県立淡路病院	0799-22-1200
	大塚病院	0795-82-4874
	兵庫県立リハビリテーション西播磨病院	0791-58-1092
	豊岡病院	0796-22-1090
	兵庫県立姫路循環器病センター	079-295-9195
	兵庫中央病院	079-563-2121
	加東市民病院	0795-42-5511
岡山県	岡山大学病院	086-235-7744
	慈圭病院	086-262-1191

都道府県	医療機関名	電話番号
岡山県	川崎医科大学附属病院	086-464-0661
	倉敷平成病院	086-427-3535
奈良県	ハートランドしぎさん	0745-31-3345
	秋津鴻池病院	0745-64-2069
和歌山県	国保日高総合病院	0738-24-1802
	和歌山県立医科大学附属病院	073-441-0776
鳥取県	渡辺病院	0857-39-1151
	倉吉病院	0858-26-1015
	養和病院	0859-29-5311
	西伯病院	0859-66-5269
島根県	島根大学医学部付属病院	0853-20-2630
広島県	三原病院	0848-61-5515
	メープルヒル病院	0827-57-7461
山口県	山口県立こころの医療センター	0836-58-5950
香川県	小豆島病院	0879-75-0579
	香川大学医学部附属病院	087-891-2474
	大西病院	087-865-3360
	いわき病院	087-879-0275
	総合病院回生病院	0877-46-1630
	三豊市立西香川病院	0875-72-6158
高知県	高知鏡川病院	088-833-5012
福岡県	久留米大学病院	0942-35-3311
	牧病院	092-922-2857
	大牟田病院	0944-58-7265
	宗像病院	0940-36-2775
	見立病院	0947-46-2164
佐賀県	佐賀大学医学部附属病院	0952-34-3838
	肥前精神医療センター	0952-52-3231
	嬉野温泉病院	0954-43-0003
	河畔病院	0955-77-1615
長崎県	出口病院	095-842-2039
	佐世保中央病院	0956-33-7151
熊本県	熊本大学医学部附属病院	096-344-2111
	山鹿回生病院	0968-44-2338

認知症疾患医療センター 一覧　資料

都道府県	医療機関名	電話番号
熊本県	阿蘇やまなみ病院	0967-22-0525
	くまもと青明病院	096-366-2291
	益城病院	096-286-3611
	平成病院	0965-32-8171
	くまもと心療病院	0964-22-1081
	天草病院	0969-23-6111
	荒尾こころの郷病院	0968-62-0657
	吉田病院	0966-22-4051
大分県	緑ヶ丘保養園	097-593-3888
宮崎県	大悟病院	0986-53-3366
	野崎病院	0985-54-8123
	協和病院	0982-54-5015
鹿児島県	谷山病院	099-269-4119
	松下病院	0995-42-8558
	宮之城病院	0996-53-1005
	栗野病院	0995-74-1140

指定都市	医療機関名	電話番号
仙台市	仙台市立病院	022-267-6145
	東北厚生年金病院	022-259-1221
さいたま市	埼玉精神神経センター	048-857-6811
新潟市	白根緑ヶ丘病院	025-372-4107
大阪市	大阪市立大学医学部附属病院	06-6645-2896
	ほくとクリニック病院	06-6554-9707
	大阪市立弘済院附属病院	06-6871-8073
堺市	浅香山病院	072-222-9414
	阪南病院	072 278-0233
神戸市	神戸大学医学部附属病院	078-382-6908
岡山市	岡山赤十字病院	086-222-8843
広島市	草津病院	082-270-0311
北九州市	小倉蒲生病院	093-963-6541
福岡市	九州大学病院	092-642-6235

(2012 年 7 月現在)

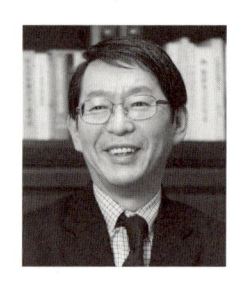

著者プロフィール

熊谷 賴佳（くまがい・よりよし）

医療法人社団京浜会 理事長、京浜病院 院長
一般社団法人蒲田医師会 副会長

1952年、東京都生まれ。1977年、慶應義塾大学医学部卒業。同年、東京大学医学部脳神経外科学教室入局、東京警察病院脳神経外科勤務。都立荏原病院、東京大学医学部附属病院、自衛隊中央病院などを経て、1985年、新京浜病院院長就任、1992年、京浜病院院長就任。2000年、医療法人社団京浜会を設立し常務理事就任、2012年、同理事長就任、現在に至る。蒲田医師会副会長、日本慢性期医療協会理事、東京都医師会代議員、東京都病院協会理事など。

◆ 発明：頭蓋内圧測定装置（日本光電社製）／1/fゆらぎ低周波治療器（日本メディックス社、学研社製）／海水製富ミネラル補液の作成法

◆ 研究：頭蓋内圧測定装置の開発、最適制御理論／脳梗塞予防法としての抗血小板薬療法と血小板凝集能測定／老人性痴呆に対する薬物療法／高齢者における微量元素不足解消の意義

認知症予防と上手な介護のポイント
くまちゃん先生の「認知症3段階ケア」でみんなハッピーに！

2012年10月25日　第1版第1刷発行

著　者　　熊谷 賴佳
発行者　　林　諄
発行所　　株式会社日本医療企画
　　　　　〒101-0033　東京都千代田区神田岩本町4-14　神田平成ビル
　　　　　TEL 03-3256-2861（代）　FAX 03-3256-2865
　　　　　http://www.jmp.co.jp
印刷所　　大日本印刷株式会社
　　　　　ⓒ Yoriyoshi Kumagai 2012, Printed in Japan　ISBN978-4-86439-123-8

定価は表紙に表示しています。
本書の全部または一部の複写・複製・転訳等を禁じます。これらの許諾については小社までご照会ください。